意識の錬金術

――21世紀の意識革命・フレアー理論――

大津山八郎

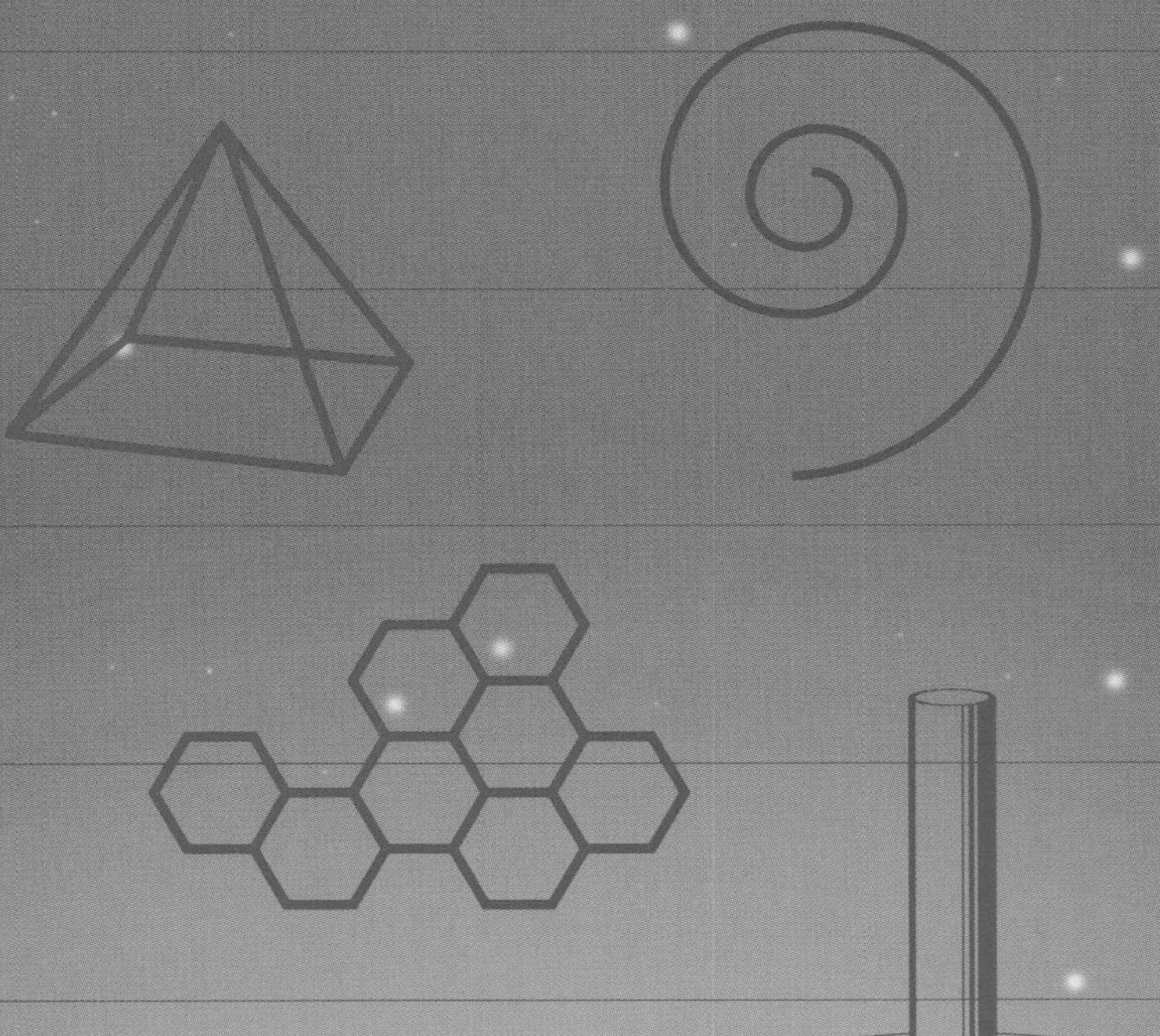

今日の話題社

自然は
絶妙なエネルギー・バランスの原理を基に
存在しています
この原理によって地球
そして大地と海　植物と動物
人間は創造されました
人間は自然を神として敬い
あるいは共存してきました
人間のみが意思をもち
自然のエネルギーをコントロールでき
ものにエネルギーを注ぎ込み得たのです
ものづくりが職人たちの文化と伝統を育み
人間は自然との調和を保ちつつ生きてきました
18世紀末の産業革命は
近代化を急速におしすすめ
職人の文化を根絶やしにし
意思のない使い捨ての製品や食商品を
大量に氾濫させています
私たちは
エネルギーの低下した製品と食品にかこまれ
生活環境のエネルギーそのものを
著しく低下させています
大切なことは
エネルギーが欠落したものを
使用する私たちが
必然的に
補っているということです
それにより
健康は害され
奇病難病が発生し
社会は病み疲れています
これを改善できるのは
私たち人間だけです
その手助けをできるのが
フレアー・システムなのです

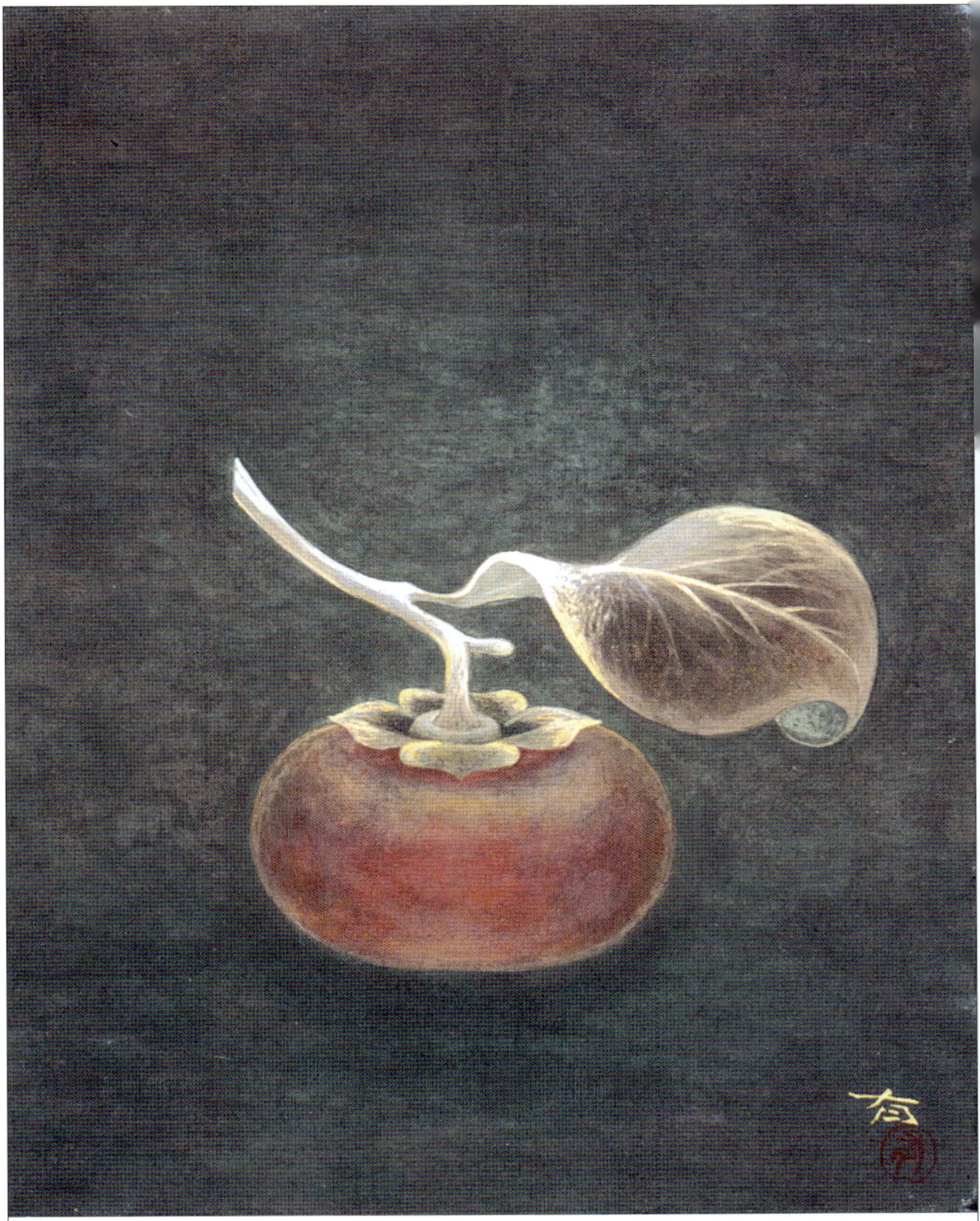

杉山有作「柿」。杉山画伯の宇宙観とフレアーの関係については「コラム」を参照。

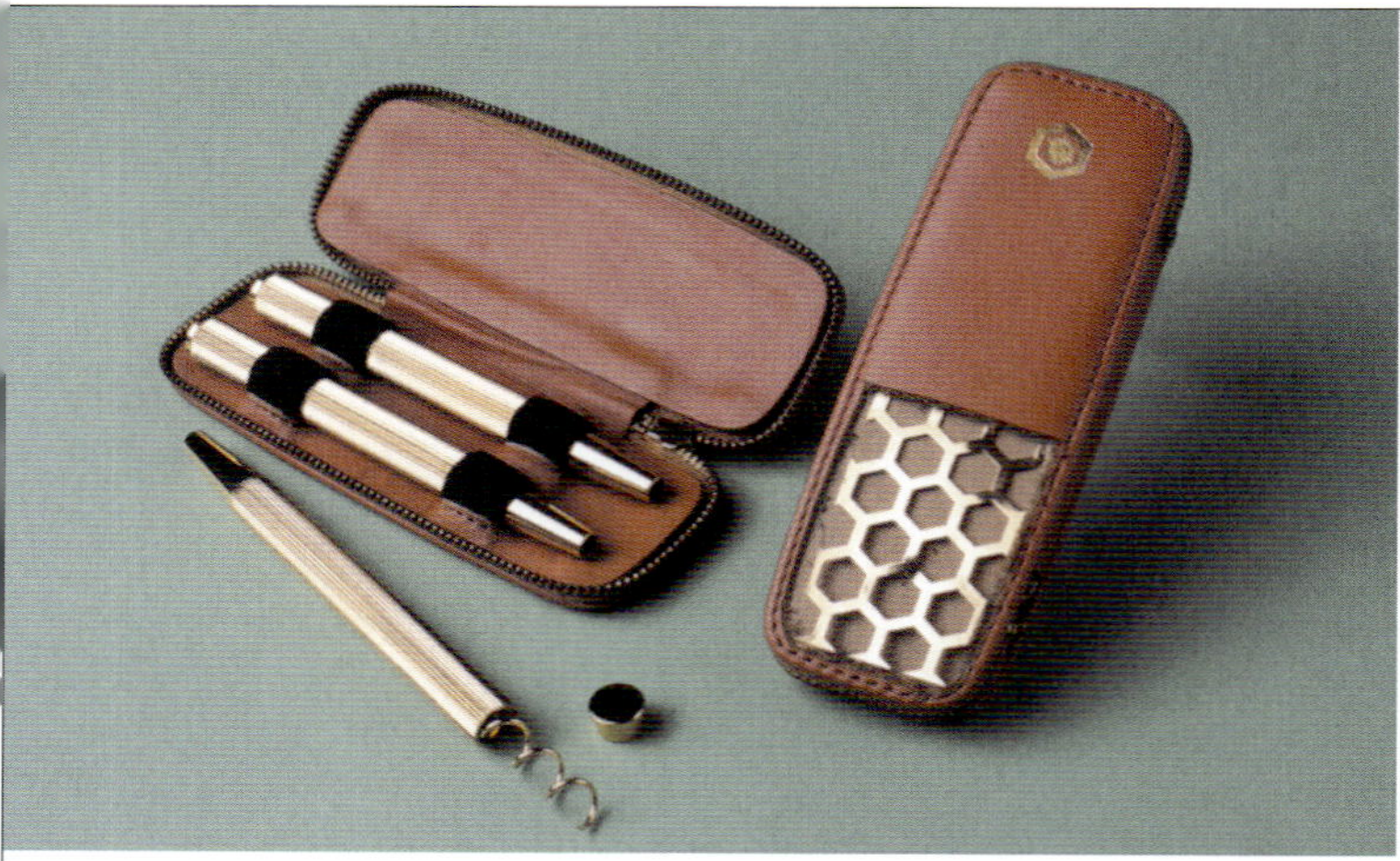

「フレアー」の構造。発生体は2本一組で特殊金属板を内蔵した皮ケースに納められている。外面には凹凸があり、黄金色仕上げ。内部にはコイルが組み込まれており、こちらも仕上げは黄金色。いずれも、自然のエネルギーを吸収しやすい色と形態を採用している。

「フレアー」理論の端緒となった、蜂の巣をモデルにした六角格子状の特殊金属板（黄金色仕上げ）。「フレアー」の皮ケースやマットなどに内蔵されている。また、産業用「ハイパーフレアー」（特許取得）はこの特殊金属板の力を最大限に引きだしたもの。

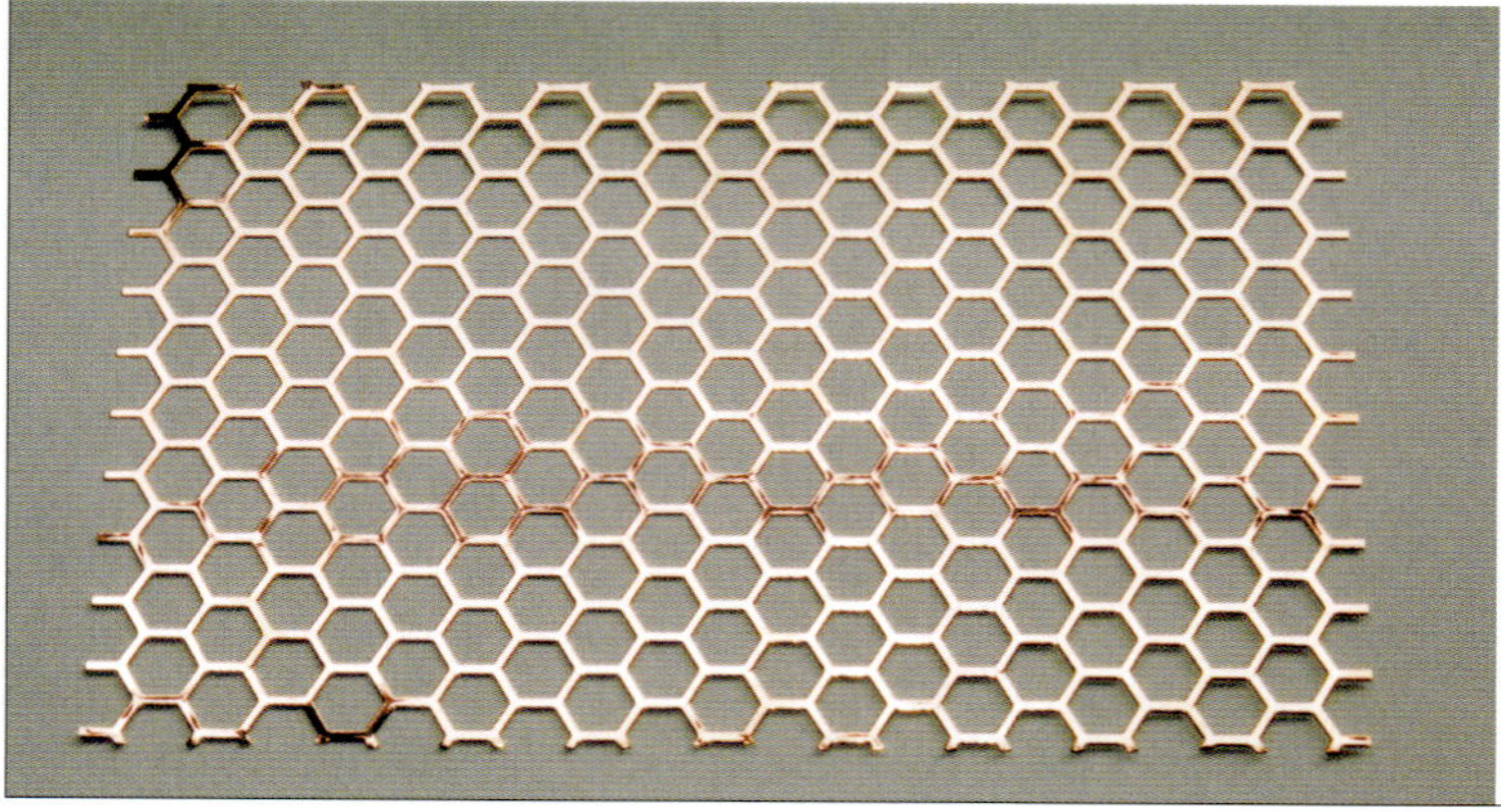

序文

この本の著者である大津山八郎氏は、幼い頃に観察した蜂の動きとその巣の構造が生み出す不思議なエネルギーに注目し、その原理を利用することによって人間の生体エネルギーを活性化するための器具を考案され、それに「太陽の炎」を意味する「フレアー」という名を付けられました。そして多くの人々にその器具の使用法を教えながら、実験を通して改良に改良を加え、ついに生体エネルギーを増進することによって人間が本来有する自然治癒力を高め、その結果として本人の健康を回復させることができるという確信を得るに至りました。

また「フレアー」を使用した際におこる人間の心身の変化について長年研究

を積み重ねてこられた大津山氏は、人間が健康を維持するための第一条件として「身土不二の原則」をあげ、その理由を科学的に解きあかそうと苦心しておられますが、同氏の理論を支持したりあるいは逆に反対したりすることができるまでの域に今日の科学のレベルはまだ達していない、といってもいいかもしれません。

しかしこの本のなかには、現代人が自分の健康を維持する上で傾聴に値する貴重な情報と助言が含まれており、私達の生き方に警鐘を鳴らしてくれる指南書の価値をもつものとして、世の多くの人々に本書の一読を強く薦めたいと思います。

平成十二年十一月十五日

清泉女子大学人文科学研究所所長
東京外国語大学名誉教授　哲学博士
奈良　毅

意識の錬金術　目次

第二章　フレアー理論とその実践

生命力を活性化する空間エネルギーの意味と応用

第三章　食べ物は生命を養う

粗食と美食そして「身土不二の原則」

第四章　自然との同化を求めて
――食養学に沿って

終　章　目に見えないエネルギーとは

【コラム記事】

意識の錬金術

21世紀の意識革命・フレアー理論

序章

「目に見える」世界の彼方に

唯物的な見方に偏り本質を見失った現代人

人間は、自然環境のなかで生きています。

大地、空気、水といった自然の恵みにより、人間の生活は支えられています。そのうちのどれが欠けても人間の生存は成り立ちません。しかし、現代人は高度に発達した機械文明の便利さに慣れ、すっかり依存してしまい、自然の恩恵というものを忘れがちになっています。

緑の山野を乱開発して工業地帯に変え、工場の排水が河川を濁し、さらに車の排気ガスや工場の煙がスモッグとなり、大気まで汚染しています。便利さと引き換えに、自然環境の汚染が急速に進行しているのが現状です。

このことは、あらゆる動植物に悪い影響を与えるだけでなく、人間をも物心両面で荒廃させているのです。

自然界は、存在するすべての事物のエネルギーの調和によって維持されており、現状のような形で自然破壊が進行すれば、自然界のエネルギーをさらに劣化させるということになります。

こうした自然界のエネルギーの低下は、人間のもつエネルギーを低下させ、心身を不健康な状態とし、ひいては道徳や倫理観を失った人々が増える結果を招いてしまうのです。

たとえば、富士山を眺めて、絵を描かせてみましょう。

静岡側から見た人の絵と山梨側から見た人の絵では、形も印象も違っているはずです。しかし、どちらも富士山であることに違いはありません。しかし、もし相手側を見ることができないとすると、おそらく自分の描いた富士山の絵のみが正しいと考え、相手の絵を認めようとしないでしょう。相手側の立場に立ってをものを見ることのできない人は、自分本意で、他人のいうことを受け入れられない人だといわねばなりません。このような人が最近ますます増えているような気がします。

物の見方や考え方で大切なことは、見える部分だけで全体を判断するのではなく、目に見えない向こう側のものをも理解しようとする姿勢です。「唯物」「唯心」という言葉がありますが、唯物的な物の見方も、唯心的な物の見方も、その一方だけに偏っていたのでは、全体・総体を見ることができず、その本質を知ることができなくなります。

「医食同源」とは人間の心身を養うもの

食べ物は命を養ってくれる大切なものです。最近では、「医食同源」という言葉をよく耳にするようになりました。ところが、この「食べ物は薬である」という考え方について、その本当の意味や価値を知ろうとする人は少ないようです。

たとえば、バナナは一定の栄養価と体を冷やす役目をもった食物であり、熱帯地方の人たちの常用食です。玄米の陰陽度は陽性度一：陰性度五ですが、これと比較した時、バナナは陽性度一：陰性度二〇〇〇の極陰性の食物となり、身体をとても冷やします。昔、バナナは値段が高く、見舞いとして病人に贈ったものです。今では病院の食事でもよく見かけるようになりましたが、これは分析科学で割り出された栄養価のデータを無批判に受け入れ、バナナという食物の本質を理解していないために定着してしまった間違いなのです。

ところで、バナナが身体を冷やすといっても、現在の科学ではそのプロセスを解明することはできません。

現在の科学は、測定機器では観測のできない、数値がゼロの、「目に見えない」世界は認識の対象から除外しています。これは、「近代科学の父」と呼ばれるデカルトに負うところが大きいのです。

デカルトが『方法序説』のなかで、「われ思う、故に我あり」と主張したことはあまりにも有名です。彼は『方法序説』で学問のありようを規定したのですが、形而上学的な神とか霊魂、精神の問題というものを棚上げ、というより学問の対象から切り捨て、「目に見える」物質の運動法則だけを科学の対象としました。つまり「不明瞭な言葉」を排除した「明確な言葉」、数字そのものを尊重し、数字によって芸術や倫理道徳さえもが語り得ると説いたのです。

さらに、イギリス経験論の代表的人物エルンスト・マッハ（一八三六～一九一六年）が登場することによって、一九世紀以後の学問の世界では、対象を「目に見える世界」だけに限定する実証主義的な考え方が主流をなすようになりました。

つまり、実体を根拠とする因果律は否定され、現実だけがすべてという、結果重視の現象主義が跳梁《ちょうりょう》するようになったのです。このことが、ヨーロッパでの産業革命を導き、技術を飛躍的に進歩させ、今日のような巨大な科学技術文明、物質文明を造り上げ、その結果として今日の科学万能主義の現代社会が誕生してしまったのです。

科学に依存しきった現代人の多くは、物質中心の考え方に偏ってしまっています。つまり、現代人の多くは、目に見える対象だけしか受け入れないという唯物的な見方しかできなくなってきているのです。見えないから信じないという唯物的な見方に偏っていれば、本書で述べているようなエネルギーは存在しないということになり、私たちを生かしているものが何であるかを理解することは難しくなります。

仏教では「色即是空」「空即是色」といい、「空」は唯心的なエネルギーを指し、「色」は唯物的なエネルギーを指すとされています。つまり、五感で感じとれる物と事のエネルギー源が「空」であり、「色」は「空」のエネルギーが基礎になって発生している物体や現象ということになります。

生物のなかで、私たち人間だけが、意識という形でこの目に見えない「空」のエネルギーを活用できる唯一の存在です。また、万物すべてに備わっている「空」のエネルギーと、自然空間のエネルギーは常に同化しています。先人たちは、このエネルギーを積極的に摂り入れる方法として、気功、瞑想、禅、仏行などを実践してきたのです。そしてそのようなさまざまな「行」を通じて、自然空間のエネルギーをわがものとし、身体の健康だけでなく、心の健全化に役立たせてきたのです。

昨今、あるがままの自然から生まれたはずの「食物」が、人間の勝手な都合で「食品」と名づけられた商品となり、「食」の概念が大きく変化してきています。さらに生活環境まで変わり、これまでにはなかったような問題が多発しています。

食べ物は身体の骨や肉を造るだけでなく、精神をも造り養うものですから、「食べ物は薬である」ということをよく理解することが大切です。

したがって、まずは食べ物のことを皆さんによく知っていただきたいのです。

食べ物の摂り方を通して、自然の摂理を理解し、現在、危機的な状況に陥っている自然環境を取り戻すことに気づいていただきたいと思います。

その上で、自然空間に存在するエネルギーを瞬時に人体に吸収し、エネルギーそのもののレベルを高める「フレアー」という器具について理解していただきたいと思います。

人間は、空間に存在するエネルギーを効率的に活用することによって健康的な生活ができ、あらゆる物事に対する理解や洞察力も高まっていきます。まさに心身ともに健康な状態になれるのです。

ぜひ、本書を通して、自然と食物と人間のかかわりを学び、フレアー理論のもと、健全な生活環境を造り上げてほしいと願っています。

第一章

自然の法則

「気」とは何か？

「気」というエネルギーは生命力の根源

「気」とは、古代中国哲学のなかから生まれた言葉です。

厳密にいえば、宇宙空間に存在するエネルギーの源泉を「炁」と呼び、それが人間や動物の体内に浸透して体内エネルギーに転換した場合を「気」と呼びます。すなわち、「炁」は先天的な空間エネルギーをさし、「気」は後天的な生体エネルギーをさすと考えていいと思います。

しかし、現在、ニューサイエンスの分野でもエネルギーを一括して「気」と呼んでいますから、「気」という表記を一般的な呼称として使っても差しつかえないでしょう。

自然界や人体に「気」があることは、近代科学ではいまだ証明されていません。しかし、「気」というエネルギーがあることに気づいた人々は古くから世界各地にいて、インドでは「プラーナ」、ユダヤ・キリスト教文明のヨーロッパでは「マナ」、そして旧ソ連邦やその影響力が強かった東欧諸国では「生体プラズマ」という呼称で呼んでいました。また日本では、「サイエネルギー」という名称を与えている学会もあります。このように呼称はさまざまですが、「気」というエネルギーの存在を感得してきた人は世界中におり、その実体は森羅万象に浸透し、すべての生命体を活性化させているエネルギーであると考えられています。

「気」は私たちの目に見える物質ではありません。身体で感じ、精神が捉える存在というしかないものです。したがって、「気」を感じる人もいれば、感じることができない人がいるのも、決して不思議なことではないのです。感覚的に

「気」を把握できる人は、その性向に応じて心霊学や易学に応用するでしょうし、あるいは武術や武道に応用し、心身の鍛練に活用することでしょう。

現在、「気」のメカニズムは、いわゆる物理的なエネルギーとサイ（意識、心）エネルギーから成り立っており、この両者が融合したとき、一種の電気的エネルギーを発すると考えるのがもっとも妥当だとされています。

このエネルギーを念波と呼んだり、霊波と呼んだりする人もいます。もしその速度を測定できるならば、光の速さを超えると考えられています。血液を流す血管と同じように、人体内にもこのエネルギーの伝達回路（気功や鍼灸では「経絡」と総称されています）があることはたしかでしょう。ただし、誰もがそれを随意にコントロールでき、その神秘的な力を使って超常現象を起こしたり、霊妙な力を発揮できるものではないと考えています。

もちろん、そのエネルギーを感得し、それを意識的に役立てることができる人もまれにはいるでしょう。しかし、こうした能力は、普通の人々にとっては潜在意識の奥で眠っているものであり、無意識のうちにその力を活用している場合が多いのです。健康な人は健康を意識しないのが普通です。健康を維持しているエネルギーが何であるかを無理に考える必要はないのです。同様に、「気」もあえて意識しなくても、人体に生来的に備わっていると考えるべきでしょう。

たしかに、科学は、証明できないものについてはあるかないかさえ論じません。

最先端をいく科学が把握しきれていないエネルギーについて語ることは、本来差し控えなければいけないのかも知れません。

しかし、私はそうした立場をとりません。潜在的ではあるものの、たしかにそうしたエネルギーは存在していると考えています。したがって、このエネルギーに気づいて十分に活用することができるならば、念力やテレパシーなどに代表される超能力の開発も夢ではないのです。

そんな神秘的な能力はともかくとして、このエネルギーを活用することで、発想の転換もでき、一種の自己啓発を行ない、優れたアイデアを得て、事業を大成させることができるようになる可能性は十分にあるのです。なぜ人は「念ずれば叶う」のでしょう。それは、念ずるとは深く意識することであり、それが潜在している能力を引き出すからではないでしょうか。

しかし、ひとくちに潜在能力を開発するといっても、そう容易なことではありません。偉大な宗教家や武道家たちはその困難さをよく知っていて、あえて厳しい修行や鍛練というプロセスを課し、その能力を身に付けようとしました。しかし、そのプロセスを修了したとしても、必ずしも成功するわけではなく、ましてや私たちのような普通の人間には、そのプロセスに耐えることさえ

物質・エネルギー・意識

宇宙を含めた自然のシステムは、極めて高度な形でエネルギーのバランスが保たれ、全体としての調和が存在しています。ところが、文明や産業の発展は、この自然システムのバランスを壊しています。自然環境の破壊や一部の現代病は、その結果として誘発されたものといっても過言ではありません。このことは、地球レベルでのエネルギー総量の短期的な低下を意味すると同時に、自然システムの一部であるわれわれ人間の個人レベルでのエネルギー低下をも意味しています。

こうしたアンバランスを修正できるのは私たち人間だけです。この空間や自然界・物質界にはエネルギーで構成されている次元がありますが、意識というエネルギーを自由に駆使しうる私たち人間のみがそこに関与し、影響を与えることができるのです。つまり、人間は自然システムのバランス回復という大きな責務を負っていることになります。自然システムのアンバランスの矯正は、人間による自然界や物質界へのエネルギーの補給として捉えることができます。これは減少していたエネルギー量を、本来の量にもどそうとする活動にほかなりません。そのためには、まず私たち自身のエネルギーを高める必要があります。エネルギーを高める方法として、瞑想、禅、気功、整体などがあげられます。

「フレアー」は、そういった伝統的な方法以上の効果を上げ、高いエネルギーを簡単に人間に賦与し得る道具として開発されました。高度な修練を積む必要は一切ありません。ただ、その基調をなしているものが、自然の摂理、すなわちエネルギー・バランス回復の原理であることは知っておいていただく必要があります。「フレアー」によって高いエネルギーを賦与された私たちの意識は、現象界のすべてのものに影響を与えることができます。究極においては、すべてのものがエネルギーと意識の現れとして顕現し、物と心が真に融合した境地に到達できます。これこそが、まさに意識の錬金術なのです。

至難の業《わざ》といわねばなりません。

よく荒行や苦行で精神力を身につけるという話があります。修験道の場合、断食や滝や冷水に打たれる水行、あるいは火渡りの行などを繰り返し、心身を極限まで追い込み、通常の考え方では不可能と思われる枠を突き破ることで神通力を得る、とされています。また、仏教の各宗派にも、堂に籠り、経文を読誦しながら幾日も堂内を歩きつづける行があります。宗派ごとにさまざまな修行が、定められた様式に従って行なわれているのです。禅の場合も、解脱のためのある種の精神修行を行なっているといってもいいでしょう。

どの宗派の行も、最終的な目的は「衆生済度」です。すなわち、多くの人を救うことが究極の目標であり、そのために超人的な能力を身につけようとするのです。しかし、そうしたことは一般の人にはあまり関わりのないことですし、同じことを真似したとしても到底無理なことは明白です。人は誰であろうと精神力を開発し身につけることができる、などという妄説を説いている書籍を見かけますが、実際にはそんなにたやすいことではありません。

普通の人が、人々を救済する聖人に簡単になれるものでもありませんし、またその必要もないのです。まずは、自分自身が健康に生きていくことを目的とするだけで十分なはずです。要するに、「気」という体内に潜在的にあるエネルギーを効率よく活用させることに意を用いていくことが大切なのです。

気というエネルギーは、生体内の浄化作用に大きく関わっていると考えられます。

人間の身体そのものも一つのエネルギー機関で、空間のエネルギー「炁」との融合と同化によりスムーズな生命活動が行なわれています。つまり、人は空間に充満するエネルギーを受け取り、そのエネルギーを咀嚼《そしやく》し、生体内エネルギーを活性化し、毎日の生活を営んでいるわけです。これが「生かされている」ということの真の意味なのです。

身体のエネルギーの源である食物は、口から摂取され、体内機関と生体エネルギーによって化学的に転換され、さらに身体に必要な元素へと変換されます。

先人たちは塩を大切にしてきました。塩は生物にとって必要な数多くの微量元素を含んでいます。生体内では、ナトリウムは熱エネルギーとして体温を保つのに利用されます。また、塩素は殺菌作用を主な仕事とし、仕事が終わると結合し、再び塩となって体外に排出されます。塩は保温と殺菌という二つの重要な仕事をしているのです。当然、摂取した塩と皮膚から排出される塩は成分が異なります。さらに、塩に含まれている微量元素は、筋肉や骨格をつくり出す手助けもしています。このように、塩はいろいろな形で人間の生存活動を支えているのです。

ところが、人間一人ひとりにはそれぞれ体質的な違いがあって、効率よく空間エネルギーを同化し吸収できる人と、どうしても摂取しにくい人がいます。何を食べてもピンピンしている人がいるかと思えば、バランスのとれた食事を摂ってもなかなか健康になれない人がいるわけです。こうした違いは、大別して、生体内のエネルギーが活性化しているタイプと、そうでないタイプの二つに分かれていることを示しています。

そこで、健康になるために生体内のエネルギーを活性化するにはどうしたらよいかということが問題になります。

基本は、人間の体内にあるエネルギー機関と自然に存在する空間エネルギーとの同化を促進させることです。つまり、私たちを取り巻く宇宙空間には、口から摂取した物質元素（食べ物）を、身体にとって必要な元素に変えるエネルギーが満ち満ちていますが、そのエネルギーをうまく摂り入れ、体内のエネルギー機関を活性化すればよいのです。

さて、宇宙空間に存在するエネルギーとはどういうものなのでしょうか。それを知るには、まず宇宙と地球との関係や、人類がいかにそのエネルギーを活用してきたかを検討してみる必要があります。

エネルギーに満ち万物流転する宇宙

私たち人間を形成しているのは、無数の分子とそれに附随する素粒子の集合体です。分子と素粒子は自然界のあらゆる生物や無生物、空気、土、岩石、海水などをつくり出しています。もちろん、宇宙に存在する無数の星なども、すべてこの分子と素粒子からできています。

人間は地球という惑星の一隅に生きているに過ぎず、その地球も太陽系のなかのちっぽけな星であり、太陽系も銀河系の一部分でしかありません。太陽系の広さは、直径にして二光年の範囲とされています。光の早さは秒速約三〇万キロですから、ほぼ二〇億平方キロに近い広大さです。この広大な太陽系が属する銀河系宇宙は直径にして約一〇光年もあります。そして、宇宙には二五〇〇億個もの恒星や惑星がひしめいているのです。

肉眼でも見えるアンドロメダ星雲は、地球が属する天の川銀河系のすぐ隣にあります。しかし、その隣の銀河から放たれる光でさえ地球に届くには二二〇万年もかかります。人間の開発した世界最大級の望遠鏡で観測できる範囲内に限定したとしても、三〇億光年先というまさに想像を絶するほど遠い彼方に、電波宇宙とか電波星雲といった存在があることも確認されています。また、光さえ吸収してしまうブラックホールの存在も理論的には想定されています。

まさに広大無辺と呼べる宇宙ですが、そこに点在する無数の星々は、常に一定の動きをし、バランスをとっています。静止しているものは一つもないのが、宇宙空間といってもよいでしょう。しかも、宇宙そのものは、常に膨張しつづけているというのが、最近の定説です。

思うに、宇宙空間に存在するすべての星は、互いに自転（求心力）と公転（遠心力）をくりかえしているのではないでしょうか。そして、その動きそのものが星のエネルギーなのです。星は、宇宙空間エネルギー（「炁」）と同化して燃焼し、エネルギー（「気」）を得ると同時に活動し、自らもエネルギー（「炁」）を放出しています。このようなシステムで、全ての星は決まった動きをし、宇宙空間に最も高いエネルギー界を作り、バランスを保っているものと思われます。

私たちの地球も、一日二四時間、一年三六五日と六時間のサイクルで決まった動きをしています。この動きのエネルギーは、空間エネルギー（「炁」）と同化し、瞬時に「気」として地球内を活動したのち、「炁」に変化し、空間に放出されることで宇宙とのバランスを保っているのです。

すなわち、宇宙や自然界は常に動いており、動くことによって生じるエネルギー・バランスの範囲内で存在しているのです。また、人間を含めた生命体は、自分の動きあるいは自然の動きで空間エネルギーと同化し、同時に「炁」を自分の動きあるいは自然の動きのエネルギーと同化させ、生命エネルギーとして吸収し、「気」として体内活動させ、また「炁」として空間に放出しているのです。すべてのものがこの方法で生々流転しています。これが自然の摂理なのです。こうした現象を、仏教では「万物流転」「無常」と表現しています。

人間による宇宙エネルギーの活用

近年まで、宇宙空間は水素と窒素しかない永遠の死の空間と考えられていました。

最近、米ソの探査衛星が調べたところによりますと、空間には複雑な構造をもった有機物が存在することがわかりました。隕石から、アミノ酸が検出されたという報告も出ています。タンパク質は二〇種ほどのアミノ酸が一定の方式で結びついたものであり、さらに何百個も融合すれば立派な生物の細胞となります。また、隕石を細かく砕いて熱を加え、水分を抽出しますと、体積と水分の割合が、地球の体積と海水の割合にほぼ一致するそうです。

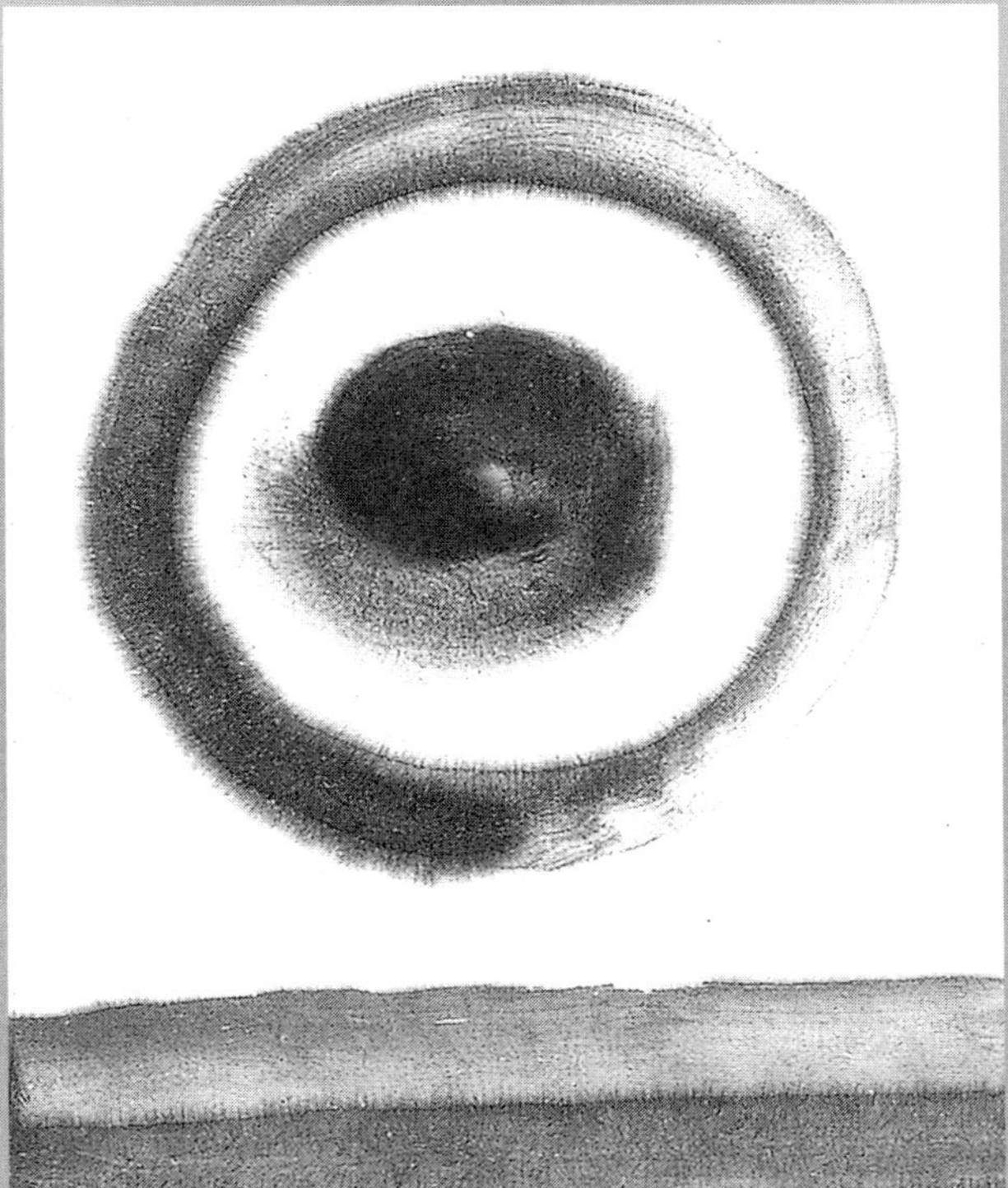

挿画：山本光輝

宇宙のすべての星は、中性子や電子などの微粒子を放射し、宇宙全体に拡散し、生命の要素となるべき物質を絶えず生み出しています。そして、それらの微粒子が有機物と融合すればタンパク質（遺伝子の素）となり、それがさらに核酸によって単細胞を発生させます。その後、進化の法則にしたがって生物が発生してきたのです。

太陽系のなかに地球ができてから約四六億年といわれています。その地球の海のなかに単細胞生物がポツンと発生してから、現在までに三〇億年以上が経過しています。

太陽系が大宇宙のなかの一つであり、無限の宇宙空間はエネルギーで満たされていると説いたのも、「序章」で取り上げたフランスの哲学者デカルトでした。

また、そうしたエネルギーの根源に核子が存在することを定義づけたのはアインシュタインで、彼は特殊相対性理論のなかでそのことに言及しています。アインシュタインの導き出した公式によりますと、太陽はじめ宇宙の恒星から発せられる熱量には重力が働いて、膨大なエネルギーと化すとなっており、それらのなかに含まれる放射性物質一グラムが消滅すると、二〇〇億カロリー以上の熱を出すとされています。

この理論から原子爆弾の開発が進み、実用化されるに至ったことは周知の通りです。まさに、人類の自滅行為というしかない核兵器が誕生してしまったのですが、一方では、この空間エネルギーを正しく用いるなら人間の健康面に大きく寄与することでしょうし、ひいては知性の向上にも役立つはずです。

太陽一つを例にとりましても、太陽の中心では一秒間に六億五七〇〇万トンの水素が六億五〇二五万トンのヘリウムに変換されています。つまり、水素が原子とくっついてヘリウム原子になる核融合が起こっているわけです。その結果、毎秒四五〇〇万トンがエネルギーとなって、宇宙空間に放散されています。

太陽の中心部は、気圧が二〇〇〇億気圧、温度は摂氏で一五〇〇〇度もあり、マントル状の構造になっています。そこで一瞬の休みもなく生み出されるエネルギーは、地球上にも降り注いできます。それは、もっぱら宇宙線などの放射線となって、いったん地下に浸透し、それからまた地上に跳ね返ってきて、動植物や人体にも影響を与えています。

私たちを取り巻く宇宙空間には、さまざまなエネルギーが充満していて、それらが体内に吸収されたとき、生命活動に大きな影響を及ぼします。それゆえ、空間エネルギーの体内への吸収の度合が、人間の健康面にも深くかかわってくるのです。

第二章

フレアー理論とその実践

生命力を活性化する空間エネルギーの意味と応用

「霞を喰って生きられる」超健康人の秘密

放射性物質の素粒子に代表されるような空間エネルギーの素子が、人間の体内に浸透し、化学的な転換作用により「気」に変化します。つまり、空間エネルギーが生体内のエネルギー素子と融合して、生命活動を促進させる原動力となるわけです。

また、口から摂取した食物の栄養分が身体に必要な元素に変わっていくとき、いわば核融合にも等しいような原子転換の作用が体内で行なわれますが、それを推進しているのもこのエネルギーです。この体内における原子の転換についてはあとで詳しく述べます。食物はそのままの形では体内に養分として吸収されず、まったく異なった他の物質になって、はじめて栄養として人体に吸収されます。カルシウムがナトリウムに転換したり、マグネシウムがカリウムに変化したりするのがそのよい例です。

こうしたプロセスで人体に必要な養分がつくり出されていくわけですが、この生体内のエネルギー転換作用には、科学も解明できていない不思議な部分が残されています。原子核が融合・分裂する原理はわかっても、同様な作用が生体内で行なわれている事実を現代科学はいまだ解明し得ていないのです。

生体内の原子転換作用は体内エネルギーの作用によるものです。まずいっておかねばならないのは、人の動作あるいは思念がエネルギーそのものであるということです。このエネルギーが空間エネルギーと同化して、生体エネルギーの活性化をはかります。つまり、生体内の原子転換作用は人間の生存活動を大きく左右していることになるのです。

健康な人とは、空間エネルギーを効率よく吸収して、生体内の原子転換をスムーズにできる身体の状態を保っている人のことになります。エネルギーの取り入れ方がまずい人は、体内に気が滞って燃焼できず、原子転換が阻害されて養分が不足し、発病したり自然治癒力が衰えてしまうのです。

古来、聖人と呼ばれてきた人は、「霞を喰って生きる」という形容に象徴される通り、粗食しか摂りませんでした。それなのに超人的な能力を発揮しています。したがって、聖人とは、空間エネルギーとの同化が活発で、生体エネルギーが高く、極端にいえば霞ですら身体に必要な物質に変えられる〝超健康人〟である、と説明することができます。また、聖人はエネルギーの働きが活発ですから、常人を越えた能力（超能力）を発揮することにより、現代ならサイキック療法とでも呼ぶしかない方法を用いて、多くの病人を救済したものと思われます。

東洋の聖人である釈迦は、生き物はみだりに殺して食べてはいけないという殺生戒を人々に説き、自らも菜食を中心としながら、数多くの人々の病苦を癒し、救済しました。キリストも、熱病やハンセン氏病などの患者を救ったと伝えられています。このほか、盲人の目を開かせるなど、キリストの行なった「奇跡」はずいぶん多くありますが、それらの事例を考えると、キリスト自身が有していたエネルギー（霊光）を、病人と平均化（調和）することによって治療したのではないかと考えざるを得ません。

釈迦やキリストのような聖人は、空間エネルギーとの同化を平易に行い、自分のエネルギーを高め、それを信仰療法に応用して、奇跡を行なったともいえます。

現代のサイキック療法でも、しばしば心霊的な方法が用いられます。もしその治療がうまくいっているとしたら、基本的には、ある種のエネルギーを患者に伝達し、それによって病気を自然治癒させていると考えられます。

東南アジアの未開地では、治療家が素手で人体を切開し、患部を取り除き、手を放すと切開部が何の痕跡も残さず治癒しているといった事例があると報告されています。これはＴＶ番組でも放映されたことがあります。また、遠隔地にいる患者をテレパシーによって治療する方法もあるようです。そうした治療がもし真実だとすれば、いずれの事例も、おそらく意識によるエネルギー伝達が行なわれたと考えるほかありません。

聖人の起こした奇跡や未開地のサイキック療法の真偽はともかく、人間をはじめ動物には、もともと自然治癒力があって、自らの身体の治し方を知っていることを忘れてはなりません。

「フレアー」は空間エネルギーを最大摂取できる健康増幅器

野生の動物などは、たとえ病気になったとしても自分で治すしかありません。山野に自生する植物のなかから、本能的に薬草となるものを選んで食べ、あとは自らのもっている自然治癒力が健康を回復させてくれるのを待つことになります。

人間の身体も野生動物と同様な働きをもっています。病気になれば、自然に備わった治癒力が働きます。医者の投薬などは、あくまでもその治癒力を補助する手段にすぎません。あまり薬物に頼らず、できるだけ自然にまかせたほうが賢明なのです。

虚弱体質で発病しがちな人や、心身症に悩む人もいます。そうした人は、もともと生体内のエネルギー活動が乏しいのです。薬や滋養のある食べ物をいくら摂っても、身体に必要な成分に転換するエネルギーが乏しいために無駄になってしまうのです。このような人は、安静を心がけ、空間エネルギーとの同化をはかり、エネルギーを得ることが何よりも大切になってきます。

健康増幅器「フレアー」は、人間の心身両面の弱い部分を補うためにつくられた器具です。人体へのエネルギー補給と増強を目的としています。フレアーが従来型の医療やサイキック療法などと根本的に異なる点は、自然界のさまざまな現象の背後にある原理を見究め、自然現象の結果を十分に活用することに研究開発の主眼を置いたところにあります。そして、自然界の最も高い空間エネルギーを、人体に最大限に取り入れることに成功したのです。

フレアーは治療器具ではありません。フレアーは空間のエネルギーを効率よく瞬時に人体に同化することで、それを使用する人間のエネルギーを高め、生体内のエネルギー活動を活発化させ、人間が生来有している自然治癒力を高めていく健康増幅器です。

フレアーを手に持って叩いたり動かしたりすることで、空間のエネルギーとフレアーが瞬時に同化し、フレアーが媒体となって生体内のエネルギーが高まり、身体の活力がよみがえってきます。

いわゆる「気」の出入りが盛んになるのです。つまり、病気や疲れなどの形で体内に滞っている「邪気」を、「気」に転換させることで、身体が活性化され健康になっていくのです。

健康増幅器「フレアー」の構造は、空間のエネルギーと同化しやすいものになっています。自然現象や生物の形態についての研究観察を重ねた結果、空間エネルギーと同化しやすい現象と形態に気づき、さらに色や形と空間エネルギーとの関係を考察するなど、試行錯誤を繰り返した結果に基づいて開発されたものです。

一例をあげますと、増幅器に内蔵された特殊金属棒の側面には凹凸の溝が刻まれています。この溝は、尖った部分や凹凸の激しいところでは、空間エネルギーとの同化が顕著で、なおかつその部分のエネルギー自体が高く、周囲にもエネルギーを賦与する、という原理をとり入れたものです。

私にこうした発想のきっかけを作ってくれたのは、実は水墨画でした。水墨画を見たとき、霞でぼんやりしか見えないはずの山々や峰がなぜ明瞭に描けているのか、すなわち山の頂上や峰がどうしてくっきりと見えるのか、という疑問をいだいたのです。この不思議に気づいたとき、尖ったものはなぜ痛いのか、あるいは鋭く尖ったものがどうして容易に他の物を変化させることができるのか、ということについて考えはじめました。

杉山有の宇宙観と「フレアー」

本書には、口絵に杉山有画伯の油絵「柿」を収載し、カバーのデザインには墨絵「梅花昇龍図」をアレンジしてあります。「なぜ杉山画伯の絵を？」と疑問に思われるかもしれませんが、画伯の絵画世界とフレアー理論には深い関連があるのです。

杉山画伯が絵画によって表現しようとされているのは、宇宙そのものです。それは「柿」という作品にも端的に表われています。画伯の創作活動を根底で支えているのは、万物には宇宙が宿っている、あるいは万物には神が宿っている、という思想です。柿一つ、瓜一つ、石一つを描いても、花一輪を画題としても、そこには全宇宙が表現されているのです。幽遠で奥深い作品「柿」が象徴しているものは、全宇宙の姿そのものなのです。これは仏教でいう曼荼羅図にほかなりません。

一方、フレアー理論は水墨画にインスパイアーされることによって成立しました。淡さを基調とする水墨画が、絵画としての存在感をもちうるのは、筆によって微細に表現された「尖り」があるからにほかなりません。尖った部分では空間エネルギーとの調和が促進され、その部分のエネルギーが高まり、ほかの部分に変化を与えるため、水墨画は淡さのなかにも全体としての統一感を保っているのです。「フレアー」の特殊金属棒の凹凸は、この水墨画の「尖り」に着想を得たものです。

杉山画伯は、水墨画について「その表現の真意は曼荼羅である。つまり全宇宙を象徴しているところにある」と述べておられます。躍動感に満ちた「梅花昇龍図」が宇宙の真態を捉えていることは一目瞭然でしょう。つまり、水墨画から啓示的にヒントを得たフレアー理論が人間と全宇宙との関わりを説き明かすロジックであり、「フレアー」という器具が人間と宇宙に遍満するエネルギーを媒介していることは疑いようのない事実なのです。「フレアー」とは、具体的な器物として世に現れた現代の宇宙曼荼羅にほかならないのです。

やがて、尖る意味が理解できました。それは、自然界の生物を観察することによって気づかされたのです。檜や杉などの樹木は、成長期は全体に尖っており、ある程度大きくなると丸みを帯びてきます。鶏卵についても同様のことがいえます。若くエネルギッシュな鶏は尖った楕円形の卵を産み、年老いた鶏の卵は球形に近い楕円形となります。

つまり、ある物体が尖っていれば尖っているほど空間エネルギーとの同化が促進され、その部分のエネルギーが高まり、容易に他の物に変化を与える、ということがわかったのです。こういった凹凸の原理を経験的に応用したものの一つが、ピラミッドの形体だと思われます。

フレアー基礎理論確立のヒントを与えてくれた、山水画（水墨画）も描かれる杉山画伯にお目にかかったとき、たいへん興味深い話をお聞きすることができました。

杉山画伯は、国内では異端児的な画家として位置づけられていますが、海外、とくにヨーロッパでは著名で、パリ名誉市民の称号をもっておられます。同画伯から、「山水画は宇宙・自然を表現した曼陀羅である」とお聞きしたときは、実に感激したものです。

さて、フレアーの金属棒のなかにはコイルが入っていますが、これは仏教の数珠の構造を意図的に応用しました。数珠は、修験道の行者が自らのエネルギー増幅を図るための道具として、経験的に編み出したものと考えられます。フレアーにも同じ効果を狙って、コイル（増幅器）を用いたのです。

また、フレアーの幾何学的な構造をもつ六角形の金属板は、ハチの巣の形態から発想したものです。子供のころ、よく軒下でハチの巣を見かけました。巣の各部屋に白い蓋があり、どこから餌をやるのか不思議に思っていました。自然界と空間エネルギーの関係を意識するようになったとき、意識の奥で眠っていた子どものころの体験がよみがえり、あらためてハチの行動を観察していった結果、ハチは常に巣に動きを与えていることに気づいたのです。そして、幾何学的な構造をもつ六角形の巣が動くことで、空間エネルギーとの同化を容易にしているのではないかと考え、いくつもの実験を重ね、さらにさまざまな体験をしているうちに、結論に達することができたのです。

現在科学では認められていませんが、エネルギー分野の研究は旧ソビエト連邦で盛んに行われ、六〇年前、キールリーアン夫妻が物質のエネルギー的側面を撮影できる装置を開発しております。そして、一般に「キールリーアン写真」といわれている方法で撮影した結果、幾何学的な構造をもつ六角形をした金属板に動きを与えたときと与えないときの差を、歴然と撮影する事ができたのです。このことから、ハチは巣に動きを与えることによって、本能的に幾何学的な構造形態を応用し、空間エネルギーを効率的に取り入れ、幼虫を育成していることがわかりました。虫や植物は、最適な形態を本能的に効率よく利用し、エネルギーの活性化を図り、生を営んでいるのです。

「フレアー」は自然の形・動き・色を総合的に応用した健康具

虫や植物の生の営みを観察することによって、フレアーは開発されました。そもそも、下等動物ほど空間エネルギーを活用するのが上手です。毛虫は鋭い針状の毛を有しており、その尖った形態を通して自然空間のエネルギーとの同化を図り、生きているのです。一方、毛をもたない蚕は、糸を吐いて繭をつくり、繭の網状の形態を通じてエネルギーを取り入れています。

ネコが毛を逆立てるという動作は、戦闘時の興奮や恐怖心からくるもので、体内エネルギーを補うために、より多くのエネルギーを吸収しようとして、本能的に尖った形態をとっているのではないかと考えられます。私たち人間も、寒気がしたり、怖い思いをすると鳥肌が立ちます。

ここで、虫や動物の毛の機能から、人間の体毛のもつ意味に眼を転じてみましょう。脳はエネルギーの消費量が著しく、多量のエネルギー補給が必要となります。頭を覆っている毛髪がしっかりした毛でできているのは、生理的レベルで必要性があるからなのです。性器が陰毛で覆われているのも、確かな子孫を残すための大切な箇所だからです。このように、人間の体毛は、毛という形態（尖ったもの）によってエネルギー吸収に重要な役割をはたしており、眉、わき毛、うぶ毛にいたるまで、すべてが生きるために不可欠なものなのです。

ところが、最近、電車内の広告やテレビのコマーシャルで、よく脱毛の宣伝を見かけるようになりました。

脱毛すると空間エネルギーとの同化が鈍化します。すると、生体内エネルギーの活力が低下し、活力の低下がさらに身体の機能を低下させますから、冷え症や肩こりを誘発し、疲れやすく子供のできにくい身体にしてしまうのです。

また、フレアーはすべての部分が黄金色に塗られています。これは、金という素材が貴重ということより、黄金色が空間エネルギーとの同化を容易にする色である、という考え方に基づいています。

寺院や神社の本殿内、とくに仏像の前の天蓋《てんがい》や周辺の飾りには、黄金色が多用されています。これは、先哲たちが黄金の世俗的な価値を認めたというよりも、むしろ経験的に黄金色が空間エネルギーとの同化を促進し、室内のエネルギーを高めることを知っていたからではないかと思われます。

フレアーは、自然界の営み、形や色の効果を応用し、身体と空間エネルギーとの同化を促進する媒体として設計開発された健康器具です。フレアーの開発には、科学はもちろん、宗教学、易学、東洋医学、そして食養学などの研究と実践が必要でした。したがって、フレアー理論と健康について深く理解するには、どうしてもそれらの分野の総合的な知識が必要となるのです。

生体エネルギーの衰退は死活問題に

太古、人間が過酷な弱肉強食の世界のなかで、激変する自然環境に適応しつつ生き抜くためには、現代人とは異なる能力が備わっていたはずです。サバンナで狩をするアフリカ人の視力は二・〇を遥かに越え、私たちには見えない遠方の獲物が見えるといいます。また、音に対しても敏感で、文明人には聞こえないかすかな音も察知するそうです。

こうした人間に本来備わっていた能力は、道具や機器を生み出す文明化の過程で次第に鈍麻してきたようです。

よく「動物的な勘」などといいますが、動物や昆虫などの予知能力は、人間よりも遥かにすぐれています。この能力がなければ、動物や昆虫が弱肉強食の世界で生き抜くことは難しいのです。予知能力は保身術であるとともに、天賦の武器でもあるのです。

たとえば、夜行性のコウモリは、暗闇のなかでも超音波を発しながら、障害物を避けて自在に飛びまわっています。また、餌である昆虫を捕獲するときは、その超音波をレーダーのように操って、昆虫からの反射音を聞きつけて捕まえます。こういった他の動物にはない特殊な能力がコウモリの生存を支えています。

一方、餌となる昆虫は、それに対して無力かといいますと、そうとばかりもいえません。餌となるはずの蛾などは、飛翔時にコウモリの超音波を感じとると、とたんに羽をたたんで地面に急降下し、難を逃れるそうです。それも、コウモリが近づいてくる三〇メートルも前の距離で防御の体勢に移ります。

さらに、蛾はコウモリが左右どちらから接近してくるかを察知し、ジグザクな飛び方で回避します。どうやら、蛾の耳の部分に超音波を感じとる器官があって、その神経細胞が危険をあらかじめ察知するようです。

マムシは、暗闇のなかでも野ネズミなどの小動物を捕えます。マムシの目には、小動物の体から発する微かな熱線（微量の赤外線）を感知する器官があり、これを使って餌を得ているのです。逆に、餌となるはずのネズミにも危険を察知するすぐれた能力が備わっています。ネズミには、数十メートル先の微かな音を聞き分ける聴覚器官があり、天敵かどうかを判別し、退避行動をとるのです。

船が沈みそうになると船倉のネズミが逃げ出す、地震や天変地異の兆しを察知して鳥や動物が騒ぎ出す、という事例はよく知られています。これらも動物の危険に対する予知能力といってもいいでしょう。

また、カラスは人間の死を予知して鳴き騒ぐといういい伝えもあります。ハゲタカと同じで、かつて行き倒れの人間を餌にしていた行動が、世代を越えて受けつがれ、習性化したのかもしれません。

最近、動物行動学の研究が盛んになってきています。蟻が大雨の降る前に巣を移動して高所へ避難したり、地震を予知するといわれているナマズが地球内部の磁気の変化に敏感に反応するなど、さまざまな動物の行動が明らかになってきています。

このような動物たちの予知能力は生存のために必要な能力であり、遠い祖先から受け継がれてきた本能が遺伝子に組み込まれ、現代にいたるまで機能しつづけているわけです。

人間も、自然の山野で狩猟生活をしていた太古の昔には、誰もが予知能力を備えていたはずです。それなくしては身を守ることはできなかったでしょう。天変地異を察知し、安全な場所に避難したり、野獣の襲撃を察知して集団で防御する知恵を蓄積していったものと思われます。

しかし、文明化が進むにつれて、原始的な予知能力は次第に退化していくようになりました。かわりに武器や道具が発明され、これらが危険に対する防御機能を果たすようになり、ついには予知能力などなくても安全は確保できると思うようになったのです。

それでも、何やら「胸騒ぎ」がしてならなかったり、それが的中して驚いた経験はだれもがもっています。また、道路を歩いていて後ろから暴走してきた車にはねられそうになり、とっさに身をかわしたという経験をした人もいることでしょう。親しい人が夢枕に立った翌日、その人が亡くなったという知らせを受けたという話もしばしば耳にします。このように、現代人にも予知能力は備わっています。しかし、それはあくまで潜在しており、日常生活において無意識に働かせている場合がほとんどなのです。

たしかに、予言者による警告が的中することもあります。そのような場合、予言者はよほど強力なサイエネルギーを有していると考えなければなりません。しかし、これを一般人には当てはめることはできません。一般には、せいぜい心理的な作用で直感が働くという程度であり、サイエネルギーは潜在したままなのです。修業や苦行によって潜在能力を開発でき、予言までできると主張する人たちもいますが、それほど簡単なものではないと考えるべきでしょう。

ただ、ここで注目しておかねばならない点は、自然界では幼きもの、弱った動物、老衰した動物が餌食になりやすいということです。そのような弱者は、予知能力、危険を察知する機能がうまく働かなくなっているのです。これは、私たち人間にも当てはまります。事故など災難によく遭う人とそうでない人がいるように、エネルギーが滞ったり、衰えてくると、私たちも判断力や記憶力が低下してしまうのです。

エネルギーは「心・技・体」の心に相当

人間の脳の働きは、しばしば氷山にたとえられます。氷山は海面上に出ている部分がせいぜい一割であり、残りの九割は海面下にあります。人間の脳のうち、ふだん働いているのは海面上に出ている部分であり、多くの部分が潜在意識として海面下に沈んでいると考えられます。海面下の部分も目に見えない働きをしているのですが、無意識のうちに活動していることが多いのです。

つまり、人間の脳には、意識的な活動をしている部分と無意識の働きをしている部分とがあって、二重構造をなしているのです。しかも、潜在意識の部分は眠っていることが多く、よほどのことがない限り使われないままでいるのです。

プロ・スポーツの選手たちは、生まれながらの素質と高いエネルギーをもっています。とくに、プロ野球の選手のなかには超天才と呼ばれる人が幾人もいます。

王貞治やイチローがそのよい例でしょう。しかし一方では、一生懸命練習をしていたのに思わぬけがをしたり、長いスランプに陥ったりして、素質を開花させることができず、スポーツ界を去っていく選手も数多くいます。

その原因についてはいろいろ考えられます。

「練習」という動きは「エネルギー」そのものです。したがって、「練習する」という動きは、その選手自身が空間エネルギーとの同化を促進していることを意味しているのです。プロ・スポーツの選手の「練習量」は、アマチュアのそれとは比較になりません。プロがプロである所以《ゆえん》は、この「練習量」にあるといっても過言ではありません。「練習量」の総体、すなわち動きの総エネルギーで同調して摂取した空間エネルギーに自らの生体エネルギーが同化し、さらにこれを咀嚼することによって、新たな生体エネルギーとして身体に吸収し、「心・技・体」の備わった境地に達する——これがプロ・スポーツ選手だと考えられます。

武道を含めたすべてのスポーツにおいて、鍛練には生体エネルギーが大きな役割を果たします。それぞれの選手のもつ生体エネルギーの量は、「心・技・

体」のうちでも、多くの部分は「心」（意識・思念）のもち方に左右されているのです。練習で摂取した空間エネルギーは、選手の生体エネルギーと同化し、咀嚼されて、「心」に働きかけ感性を養います。また、「体」（肉体）にも働きかけて、細胞を活性化させ、身体各部の機能を高め、質のよい肉体とパワーを作り上げるのです。

このように、「心」と「体」の働きが活発になることで潜在能力が呼び覚まされ、それによって「技」（技術）が向上していくのです。「心」→「体」→「技」という繰り返しが、さらに選手の生体エネルギーを高め、本当に強い優れた選手が育っていくのだと考えられます。

一生懸命練習したのに、素質が開花せず、一流選手になれないのは、選手の生体エネルギーのありように問題があるからです。「練習」という動きによって摂取した空間エネルギーの全てを、選手の生体エネルギーが同化し、咀嚼できない場合、咀嚼できなかった分の空間エネルギー量、すなわち能力以上の練習量は疲れとして身体に残り、それが体の感性を鈍らせ、けがやスランプの原因をもたらすのです。この悪循環は選手生命を絶ってしまうことにつながりかねません。

つまり、その選手に合った適切な練習量こそが、潜在能力を顕在化させるのであって、これは宗教の「行」に近い行動なのです。

生体エネルギーの高低は、選手の食生活を含めた生活環境、考え方や毎日の行動と深く関連しています。

かつて、武術の世界では、このことが論理的であるかどうかは別として、形と行動によって指導できていました。ところが、近年は科学的なスポーツ理論が発展し、感性面への配慮がおろそかになり、腕力と体力に頼る指導者が多く、「心・技・体」の意味を理解する真の指導者は少なくなりました。これが、日本人が世界に誇ってきた武士道を廃れさせた原因なのです。いかにも残念なことです。

科学文明の発達と引きかえに、意識や心が生み出す精神エネルギーに対する理解が薄れ、体格と腕力の強化が注目され、勝つためだけのスポーツとなり、選手の真の強さがなくなってきているように思われます。

スポーツと生体エネルギーのかかわりを理解し、意識的に自分自身のなかにあるエネルギーを活用するように努めれば、ふだん眠っている潜在能力を発揮することができるようになります。体内のエネルギーを高めることで、判断力や瞬発力といった能力が高まり、あらゆる状況に瞬時に反応できるようになるのです。

あくまで自然のままに、自分を向上させることが第一で、スポーツもそうした目的にそったものでなくてはなりません。

生体エネルギーが乏しい人は、物事に対する判断力が鈍くなりがちで、自主性に欠け、体質も弱くなります。病気は、生体エネルギーの不足が原因で発症するのですから、健康を維持するためには体内のエネルギー活動を高めていくことが大切です。

健康増幅器具「フレアー」は、人が自然空間のエネルギーを摂取しやすくするための「媒介」であり、健康の維持増進と人間性の向上に寄与することを目的として開発されました。

フレアーで人体の各部を軽く叩くと、フレアー自体のエネルギーが空間エネルギーと瞬時に同化して高くなります。つぎに、この高くなったエネルギーはフレアーを通して体内に吸収されます。これによって、心身の働きが活発になり、真に健康な体づくりができるのです。

最近、あるスポーツ選手から、「フレアーを使用しながらトレーニングをすると、短時間で筋肉がつきました」という報告を受けました。これは、前述したフレアー理論とその効果を証明する好例でしょう。

また、フレアーを使用するとエネルギーが豊富になるため、人を思いやる余裕もでてきます。そして、人を信じることができ穏やかな人間関係を築くことができるようになります。

病気の人や慢性的に不健康な人は、フレアーで身体を軽く叩くだけで痛みを感ずることがあります。しかし、健康体になるにつれ、血管がほぐれ、痛みも薄れていきます。やがて、フレアー使用後に爽快感を覚えるようになります。これは、生体エネルギーが活性化したことを意味しているのです。

「職人という文化」を失わせた産業革命とその対策

一八世紀末、ヨーロッパで起こった産業革命は、仕事の分業化ということに特色が見出せます。これによって、作業能率が著しく向上し、大量生産が可能になり、原価も飛躍的に下がり、安価な製品が供給できるようになりました。分業化による設計と生産の分離、部品生産の分散化や機械化などにより、製造効率にも拍車がかかるようになっていきました。

それまでは、設計から生産までが一貫しており、製造業では各部品の生産から最終製品まで人の手がかけられていました。したがって、部品ひとつをとっても製品のなかでの使用目的が明確で、完成品の隅々にまで人の手と意識を働かせることができたのです。

文明の発達は物づくりが原点です。人類は道具を使うことによって進化し、生きるための必要性から物づくりも錬磨されてきました。そして、そういった知恵が伝統や文化として受け継がれてきたのです。長い歴史のなかで、伝統や文化をエネルギーの形で潜在的に受け継いできたのが職人であり、その存在自体が私たち人類の貴重な財産でもあるのです。職人たちは、修業をつむことによって勘と精神を養い、それらのすべてを職人のレベル、すなわちエネルギーとして製品に附加してきたのです。

ところが、一九世紀以後の科学は、対象を「目に見える世界」だけに限定するようになりました。さらに、産業革命以降、実体を根拠とする因果律の否定に拍車がかかり、仕事の分業化が進み、作業工程はさらに細分化されていきました。その結果、設計段階では使用目的が理解されていても、製造段階では用

パソコンと人間のエネルギー的関係

現代社会ではパソコンは不可欠な機器になっていますが、さまざまな弊害も指摘されています。なかでも、電磁波の人体に及ぼす影響は深刻かつ重大な問題として取りざたされています。

しかし、この問題以前に、機械文明の発達がもたらした環境エネルギーの低下が、人体に大きな害を与えている元凶であることを再確認しておかねばなりません。そのような現代文明を、最も尖鋭的かつ象徴的に具現しているのがパソコンという機器なのです。本書で、疲れないパソコンの使用方法を研究していただければ幸いです。

パソコンは現代産業界の象徴的な製品といってよく、設計から生産過程までが完全に分離されており、製造者のエネルギーが、個々の製品に組み込まれるということはありません。そのため、パソコン自体のエネルギーはとても低いものになっています。

パソコンは一般的な家電製品とはことなります。私たちがパソコンに向かって作業をするということは、たんにテレビを見ることとは違っているのです。パソコンの中に意識が入り込み仕事をすればするほど、使用者のエネルギーとパソコンのエネルギーが調和し、エネルギー低下が加速されるという現象が起こります。意識によるエネルギー調和が行われているわけです。その結果、エネルギーの低下した人間にさまざまな障害が発生するようになります。つまり、パソコンの場合、電磁波の害は副次的なものであり、人体に及ぼす悪影響の根本原因は、パソコンと人間のエネルギー的関係のなかにこそあるのです。

これらを解消するには、まず人間がフレアー理論を理解して「フレアー」を使用し、つぎにパソコンに特殊金属板と「フレアー」を取り付ける必要があります。すると、人間もパソコンもともにエネルギーが高まり、さまざまな弊害が除去されて行きます。

途すらわからないまま部品がつくられ、その集合体としての製品が生まれるようになってしまったのです。

近年、工場で生産される製品は、ほとんどがこの方法でつくられるようになっています。製品・部品ともに、使用目的が希薄になるかまったく理解されないままで作られ、作る人の意志が関与せず、さらに機械化が進んでロボットによる生産が大半になるにつれて、職人レベルのエネルギーの欠落した商品が大量かつ安価に生産されるようになってしまいました。

このようにして生産された商品は、大量消費というスタイルにつながり、使い捨てが当たり前になっています。物を大切にするという「心」を見失い、物と共存して生かされていることを忘れ、大切な職人の文化を見失ってしまう結果を招いているのです。

こうした風潮が、健康面にも深くかかわっていることに気づく必要があります。たしかに、現代社会に生きる私たちは、電化製品など工業製品が安価で手に入り、仕事も楽になっています。しかし、欠落した製品のエネルギーを、使用する私たち人間が常に補っているということを理解しておかねばなりません。

「安物買いの銭失い」という言葉がありますが、大量生産された安価な製品を使うことによって、私たちは生きるためのエネルギーを減らしているのです。

このことは、科学の進歩と反比例するかのように、道徳はもとより、社会生活の全般で荒廃が進み、人間として考えられないような行動が目立つようになり、奇怪な病気が増えてきていることにもあらわれています。また、昔なら老人病といわれた病気が若い世代にも見られるようになっています。

私どもが開発した「ハイパーフレアー」は、フレアー理論をもとに、職人レベルでは保持されていたエネルギーを回復しようとしたものです。さらに、「動き＝エネルギー」という点に着目し、流動的なエネルギーを高レベルで保持するシステムを確立することができました。

工場で機械的に生産され、エネルギーが欠落した製品であっても、ハイパーフレアーを取り付けることで、製品自体の振動を応用して、空間エネルギーと同化し、職人が作り出していた製品のレベルまでエネルギーを回復させることができるのです。このことは、いくつかの実験で証明されています。

すなわち、ハイパーフレアーによって、職人が生産した製品のレベル、あるいは設計段階での意識レベルにまで製品のエネルギーが回復し、使用する人の意識がスムーズに製品に反映され、疲れのない製品へと復元されるのです。

同様なことは、毛筆による文字を観察した場合にもいえます。修練したプロの文字と、そうでない人が書いた文字は、どちらの文字も見た目にはあまり変わりがありません。しかし、顕微鏡で比較観察してみますと、修練されたプロの文字は、墨の粒子のならび方が文字の方向と一致していることに気づかされます。書く人の意識が、墨の粒子に影響を与えていると考えるほかありません。これは、絵画の修復の場合にも当てはまります。分析科学の進歩によって、使用された色の数と質と量は分析できるようになりましたが、その色彩と光沢は再現できないといわれています。これも墨の場合と同様に、原作者の意識が色の粒子に影響を与えており、修復者が再現することを困難にしているものと考えられます。

フレアー理論の基本は、空間や自然界、あるいは物質界や現象界にはエネルギーが存在していると考えるところから出発しています。物質を還元主義的に説明してみましょう。量子論や素粒子論によると、素粒子は粒子あるいは波動で表されています。さらに、意識がこの素粒子と相補的な関係にあり、意識と素粒子は相互に影響しあう相関関係にあると考えられるのです。物を大切にあつかえば長く使えることや、家を空家にしておくと壊れるのが早いことはよく知られています。これは、物質のエネルギー面と人間のエネルギー面が同調しているころを意味しています。つまり、意識もエネルギーと深く関連しているのです。

物質のあらわれ方には、物質的側面とエネルギー的側面（粒子、波動）があります。物質的側面というのは、私たちが日常的に感知している自然界の現象全般をさしています。

粒子、波動というエネルギーは、私たちが意識とか思念とかいっているものと深くかかわっています。したがって、意識が物質の相補的存在であるエネルギーを感知したり、影響を与えたり、コントロールすることができても何ら不思議ではないのです。

このように考えていくと、書道家や画家が墨や絵の具の粒子に影響を与えた

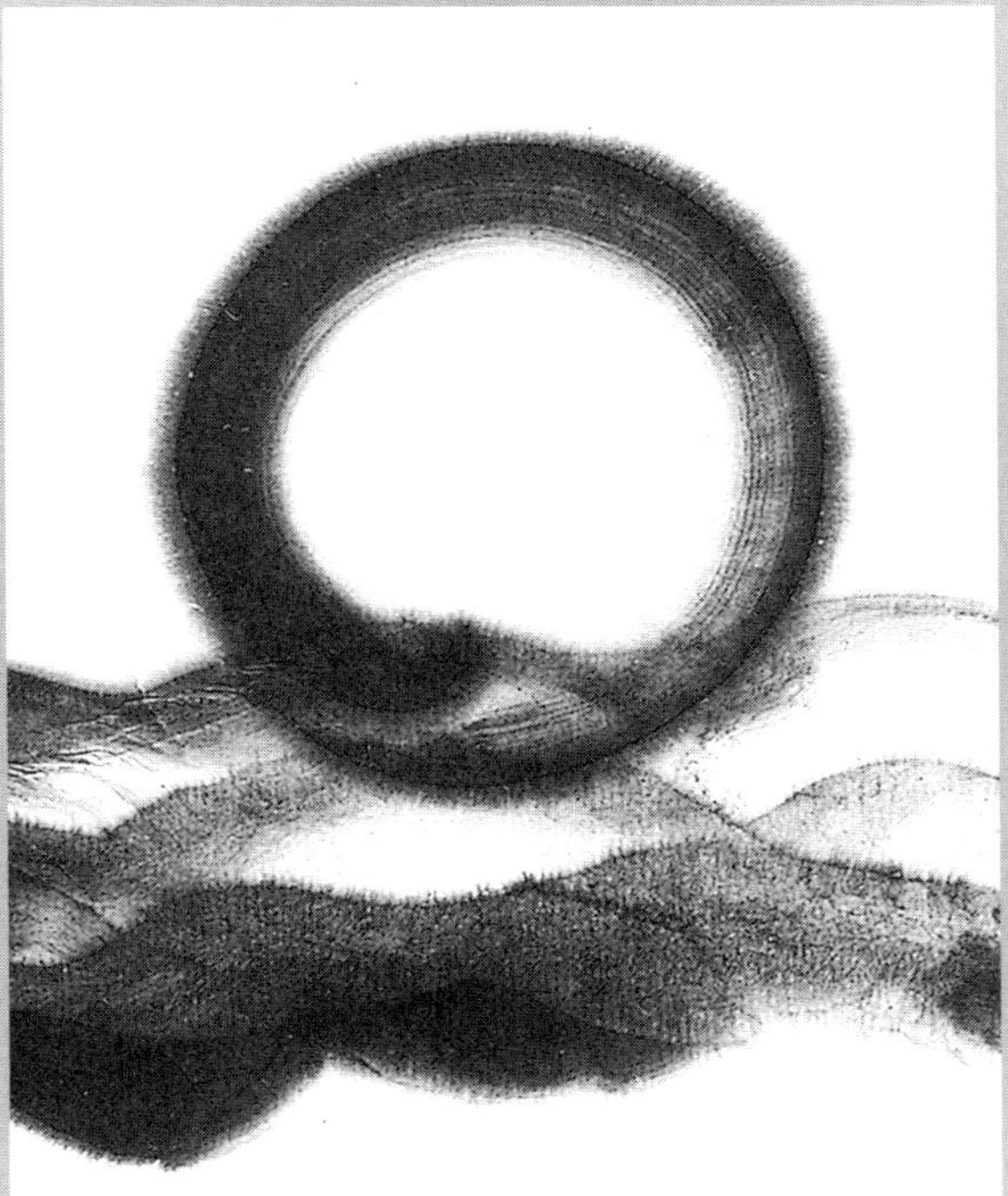

挿画：山本光輝

り、職人が製品にエネルギーを与えているのは当然のことなのです。

また、さらに根元的な問題として、この宇宙を構成している物質が、究極的にはエネルギーそのものであるということを知っておかねばなりません。物質がエネルギーそのものということになれば、エネルギーは無限に存在することになり、この宇宙には増減、消滅、移動という現象は存在しないのです。

物質界におけるエネルギーの現れや働きは、消滅するのではなく、エネルギー界に転換しているのです。つまり、エネルギーの現れとして物質は存在していることになります。

物質界では、活動そのものがエネルギーの消費を意味します。エントロピーの数値は変化しますが、エネルギー界は無限のキャパシティをもったまま存在しつづけるのです。

私たち人間は、意識を自由にコントロールできる能力をもっています。しかしそれは、まだまだ低いレベルであって、意識の作用は物質界にも影響を及ぼすことができるのです。つまり、意識というエネルギーは、物質を構成しているエネルギー面に対して常に関与可能なのです。したがって、意識をコントロールする能力の高い人は、肉体や物質のエネルギーの高低を感知できるということになります。なぜなら、エネルギーは常に高いところから低いところへ移動し、平均化しているからです。

心、精神、思念、念力、思い、意識などの働く速度は、一秒間で三〇万キロメートル移動する光の速度の10の24倍といわれています。現世の時間や空間の考え方は、この光の速さを基準として考えられています。もし、光の速度より早い乗り物ができるなら、現世時間から割り出された過去や未来に行けることになります。私たち人間は、意識を自由にコントロールすることによって、原理的には未来や過去を見通すこともできるわけです。しかも、光より早いのですから、空間的なへだたりもほとんど問題にならなくなり、意識は瞬時に距離と時間を超越できることになるのです（透視、遠隔治療、予測、予知、未来や過去の透視などがその代表例）。

自然界、物質界、現象界に存在する事物は、すべて何らかのエネルギーをもっています。たとえば、製品、情報、サービスといったものも、この現象界に存在しているのですから、エネルギーの観点からとらえることが出来るはずです。事物・現象についての知識がなくとも、エネルギーの観点から、そのものが有している高低、強弱、良悪、正誤、真面目不真面目などの区別ができるはずなのです。

私たち人間は、このエネルギーを、自然の摂理にのっとりながら、日々の生活のなかで、空間エネルギーとの同化作用として吸収し、生命活動をしています。職人、書道家、画家、武道家、スポーツ選手、仏の修行者などは、練習や行という積極的な動きによって、空間エネルギーと同化し、エネルギーを得て鍛錬しているのです。

「フレアー」は、この空間エネルギーを身体に最も効率よく同化し、燃焼させて、生体エネルギーを高める媒体として開発されたのです。

第三章

食べ物は生命を養う

粗食と美色そして「身土不二の原則」

貝原益軒にみる日本人の健康づくり

わが国における健康と病気についての先覚者といえば、やはり江戸時代に『養生訓』を著した貝原益軒を第一にあげなければなりません。益軒が著わし、ベストセラーになった『養生訓』は、色欲についての項がよく知られていますが、基本的には心身を健やかに保って長寿を全うするためのさまざまな養生法を、誰にでもわかるよう平易に説いたものです。

有名な「腹八分目のすすめ」は、飽食時代の現代にぴったりの警句として生きています。また、日本人は穀物を食べるのが体にあっており、肉類をなるべく食べないようにしろと戒めていますが、この説は食養学の原則である「身土不二の原則」の思想と一致していますし、ベジタリアン（菜食主義者）の福音にもなるでしょう。「身土不二の原則」については、のちほど詳述しますが、ここでは、「生まれた土地でとれた食材を摂取するのがその人の体に最もよくあう」という考え方であることだけを指摘しておきます。

益軒は、医者に対して不信感をもっていたようで、「みだりに薬を用いて、薬にあてられ病を増すことも多し」と記し、江戸時代にもすでに薬害があったことを示唆しています。「三時間待ち三分間診療」で患者を薬づけにしている現代医師の先祖たちが、江戸時代からはびこっていたようです。また、「百病はみな気より生ず。病とは、気やむなり。故に、養生の道はみずからととのうべし」と説いており、これも自分の健康は自分で管理するのが正しいと教えているわけで、現代人に十分に通ずる訓戒です。

人生五十年といわれた時代、益軒は当時としてはまれな八十四歳まで生き、天寿を全うしたのですから、生涯を通して自分の哲学を貫き通した人に違いありません。

体内の自然治癒力を信じ活かす工夫を

「食べ物はよく人を養い、またよく人の病を癒す」という中国の格言があります。また、「食べ物は、薬以上の薬である」といった世界的に高名な医学者もいます。人間の健康というものは、ある程度まで食べ物の摂り方によって維持されることは疑いありません。

病気になった時、薬さえのめば治ると盲信している日本人が多くいます。そのため、日本人の薬の消費量はアメリカについで世界第二位となっています。

日本人ほど薬好きな民族は世界でも珍しいといわれています。頭が痛いといっては鎮痛剤を口にほうり込み、少し胃が重いといっては胃腸薬に頼ります。また、ストレス解消のために精神安定剤、疲れに強壮剤、睡眠薬、ビタミン剤など、ありとあらゆる薬を胃のなかに流し込み、あげくの果てにその薬の副作用で薬害を引き起こしているありさまです。

現代医学の〝薬漬け療法〟には大いに問題があり、それを疑いもせず、患者を薬漬けにして治療したつもりになっている病院側にも問題があります。もっとも、現代医学は人間を単なる「物」として取りあつかう傾向が強いのですから、患者のほうも医療にだけ頼っていたのでは駄目だということになります。

まず、自分の健康は自分自身でコントロールするという心がまえが必要です。病気にかかった場合も、人間に本来的に備わっている自然治癒力で回復へと導くよう努力すべきです。

自然治癒力というものは、生物すべてに備わっている一種のエネルギーです。正常に活動している細胞が何らかの原因で阻害された場合、ただちに復元しようとする作用が働きます。生体エネルギーが結集し、阻害部位を治癒させようとするのです。自然治癒力とは、いわば生体内の防御・修繕システムといったものなのです。

野生動物や魚、昆虫などに医者はおらず、自然の治癒力と本能に頼って生き抜いています。彼らは飢えや外敵に襲われて死ぬことはあっても、病気で死ぬことはほとんどありません。また、沈む船にネズミはいないとか、火事になる家のネズミは三日前に出て行くという話がありますが、野生に生きる動物は、人間や家畜とは違って、天災にあうことはほとんどないのです。野生動物は、本能の力で生き、自分の体をコントロールしているといってよいでしょう。

人間も同様の自然治癒力をもっています。ところが、恵まれた環境のなかで、飽食したり、自堕落な生活をつづけたりしていると、体力そのものが低下し、自然治癒力を根底で支えているエネルギーも乏しくなってしまうのです。しかし、ふつうの健康体の人なら、大抵の病気や怪我の治し方を身体自体が知っているはずです。

たとえば、複雑骨折の場合、必要な処置を行ない、無理に固定せずに許容範囲内で動きを与えていると、自然に患部が治癒してきます。スポーツ選手が検査のおり、骨折した箇所がすでに治っていたというエピソードをよく聞きますが、人体には元通りに回復させる自然治癒力が備わっているのです。この力は、人体を構成する細胞の働きの重要な因子の一つなのです。

人間をはじめすべての生物の細胞は、実に神秘的であり、素晴らしくできているのです。

一例をあげてみましょう。鶏のモモ肉をカラカラに乾かし、骨、肉、皮に着色し、薄く輪切りにして普通の水に浮かしても変化は見られませんが、水に自然塩を加え、体液と同程度の塩水にし、そのなかに浮かべますと、完全ではないにしても、骨は骨、肉は肉というふうに集まってきます。

これは、細胞の一つひとつが死んだあとまで潜在的な意識を有しており、自己を元どおりに復元させようとしている現象だと思われます。また、塩のもっている神秘な力も作用しているのでしょう。

人間の身体組織も神妙なメカニズムによって成り立っていますから、医学的な知識だけですべてが割り切れるものではありません。もともと、人間自身も自然から生み出されたものなのですから、自然の法則に従って生きることが正しいことなのです。

このような意味からも、真の健康づくりは、まず毎日の食生活の改善からはじめるのが道理であり、基本なのです。

肉食に不向きな腸長の日本人

西欧風の肉料理中心の献立が増えてきた現代でも、日本の一般家庭の食卓には、米飯、野菜、小魚などが多く見うけられます。動物性タンパク質が少ないとか、脂肪不足でスタミナ面で劣るなどといった意見もあるようですが、穀物と菜食中心の食生活は、本来、日本人の体質に適しているのです。また、成人の歯の数は三二本で、そのうち穀物をこなす臼歯が二〇本、野菜を噛み切る前歯が八本、肉を噛む犬歯が四本ですから、歯の数から見ても私たち日本人の食生活の中心は穀物であるべきだという考え方もできるのです。

狭い国土の日本では、野生動物の繁殖にも限界があり、牧畜に適した場所も限られていたことから、肉食が盛んになる余地はそれほどありませんでした。六世紀に、中国から仏教とともに「呉食」「呉服」の文化が伝来しました。呉服文化は日本服、すなわち和服として定着しましたが、呉食文化（肉食）の方は、ともに伝来した仏教の殺生の戒律もあり、さらにもともと肉食の習慣が日本では希薄であったことと相まって、定着するにいたらなかったと考えるべきでしょう。また、乳牛を飲む習慣も、光明皇后によって施乳院が設立されたにもかかわらず、間もなく廃止されています。呉服は和服になりましたが、呉食が和食になり得なかったことは、「身土不二の原則」に照らしても重要な意味があります。

旧来の栄養学では、「動物性タンパク質や脂肪を多く摂って、日本人の体質改善を図るべきだ」という意見が盛んに主張されましたが、これは医学的にも大きな矛盾があります。日本人が肉類を積極的に食べるようになったのは、せいぜい百年前、明治維新以降のことです。それまでの数千年間というものは、貝塚などの調査からもわかるように、肉食の習慣に乏しかったのです。もちろん、まったく肉類を摂らなかったわけではなく、江戸時代の記録によると鳥肉はしばしば食されていたようです。また、猪の肉は体を温めてくれ、冷えに効くということで、「薬喰い」と称されて食されていました。しかし、やはりあくまで食の主役の座にはなかったわけです。日本人の腸が欧米人より長いことはよく知られていますが、これは長い年月の間に身体構造が菜食に向くように適合していったからだと考えられます。

日本人のこのような身体構造が、百年程度の肉食の歴史で変わるはずはありません。たとえ祖父の代から意識的に肉食を主にしたとしても、わずか二世代くらいで、人の内臓から消化器官にいたるまでが、肉食向きに変わるはずはないのです。

欧米人の腸が日本人のそれに比べて短いのは、肉類は腐敗が早いため、体内での処理を速やかに行なう必要があるためです。逆に、肉類の食物特性からいうと、長い腸をもつ日本人は肉食の害を受けやすいことになります。つまり、日本人は肉食をすることによって、菜食に適した長い腸に大きな負担をかけていることになるのです。

「身土不二の原則」こそが食の基本

人間、動物、植物、すなわちあらゆる生命体は、環境、風土の産物です。したがって、「生活している土地にできる、季節のもの」を、「正しく」食べることが、心身の健康を維持するための大前提なのです。これが「身土不二の原則」です。

人の体は、長い年月をかけて、その土地の自然環境と共生できるように適応化を図ってきています。身体と風土は不可分な関係にあるとする「身土不二の原則」は、この真理を喝破したものです。自分が生まれ育った土地で産出した食材が、自分の体に最も適しています。現代人も、その身体構造は数千年にわたってその土地の食材（地のもの）で形づくられてきた祖先の血を受け継いでいるわけですから、人間の生命と土地とを切り離して考えることは実に愚かなことです。

今、東京には世界各国から輸入された食材が溢れています。珍味ばかりでなく、野菜、茸、肉、果ては串にさされ、ただ焼くばかりになった焼き鳥まで輸入されています。カボチャなどは、日本人がその栽培法まで指導して、トンガなど南の島国で生産し、端境期に輸入しているのです。

「身土不二の原則」とは、日本の食養学の草分けである石塚左玄（一八五一〜一九〇九年）の唱えた言葉です。石塚左玄は、『化学的食養長寿論』などの著書を表し、明治中期に食養による健康づくりを推進してきました。彼の主張を一言でいうと、できる限り、自分の住んでいる地域で収穫された食べ物を食することが健康の大本である、ということになります。

食養学者の大森英桜先生の調査報告によると、国産そば粉と輸入そば粉を分析比較すると、組成がずいぶん違うことがわかったそうです。食べ物は、生の状態と乾燥させた状態では、その組成が異なってきます。乾燥させると、水分が蒸発し、あとには栄養分が濃縮した状態で残るに違いないと考えがちですが、乾燥の過程で組成が変化してしまうのです。したがって、船などで長い時間かけて運ばれてきた輸入食品は、名前は同じでも、組成そのものが変容していると考えるべきです。

真空パックやフリーズドライなどの食品加工技術が発達してきましたから、腐る心配はありません。しかし、かりに鮮度は保たれていたとしても、やはり加工前のものとは違います。組成が変化していると考えるべきです。

今、イタリア料理がブームだといわれています。ある農家の人に聞いたのですが、イタリアから種を仕入れてトマトを作ったとしても、日本ではイタリアの風土で育ったトマトの味にならないそうです。バジルなども、香りが薄くなってしまうといっていました。食べ物は、土だけでできるわけでなく、水や空気、温度や湿度など環境風土のなかで育っていくものです。

人間も同じではないでしょうか。というのも、その土地の土質、水質、気候などのなかで育った食べ物を食して成長していくのですから、人間の身体もそれに即した生理をもつようになるのがもっとも合理的であり、無理がないと思われるからです。科学的な分析では変わりがないとしても、食べ物も環境に応じた変化があると考えるべきで、その意味からも何を食べるかが問題になるのです。

正しい食事の基本は、地のものを、旬にいただくことです。つまり、日本で生まれた日本人にとって、日本の国土で育まれた食材を季節に応じて食するのが、健康になるための基本なのです。風土や食習慣が異なる海外から輸入された食べ物は、原則的に日本人の体に合っていないと考えるべきです。

「食物」と「食品」は同じもの?

最近、冷凍技術や解凍技術が発達し、世の中にはさまざまな加工食品が溢れています。温めるだけで食べられる調理済の食品から、お湯をさすだけで食べられるものまで、実に多彩です。

また、調味料もさまざまです。塩、胡椒といったおなじみのものから、化学調味料、中国のトウバンジャン、タイの醤油であるヨクマムなど、世界各地の調味材料が簡単に入手できるようになっています。

日本人に欠かせない調味料といえば、やはり味噌と醤油でしょう。しかし、現在出回っている多くの味噌、醤油は、昔の味噌、醤油ではありません。「手前味噌」という言葉があるように、一昔前まで味噌は各家庭でつくっていました。誰もが自分の家の味噌がいかにうまいかを自慢し合っていたので、「手前味噌」という言葉が生まれたのです。味噌は、それほど家庭生活と密着した食べ物だったのです。

しかし、最近の味噌、醤油は造り方が違っています。

醤油の製造法を例にあげながら話を進めてみましょう。丸大豆、小麦、そして自然塩を使い、それを二夏越すまで常温で熟成させるのが天然醸造であり、これが本当の醤油です。最近市場に出回っている醤油は、脱脂大豆や外国産の小麦、そして塩化ナトリウムとしか呼べない塩を使い、三〜六ヶ月という短期間で醸造し、出荷しています。こうなると伝統に培われてきた「食べ物」ではなく、「食商品」としか呼べません。味噌と醤油は、私たちの祖先が日本の風土の中で、経験と知恵をかたむけながら、長い年月をかけて作り上げてきたものです。私たちが健康に生きるためのこの貴重な食べ物を、企業の都合で「食商品」にしてよいものでしょうか（一二〇頁図参照）。

「食べ物」が「食商品」に変えられてしまうと、われわれ人間はどうなってしまうのでしょうか。

ここにきわめて興味深い研究報告があります。京都大学の加藤勝教授らが、蚕の代用食に関する研究を共立出版発行の月刊誌『蟻塔』（一九七五年三月号）

に発表したものです。研究内容は蚕に関するものですが、私たち人類を含むあらゆる生体系について考えさせられる問題提起がなされています。

そもそも、蚕は桑の葉しか食べないので、絹糸のほしい生産者にとっては大変面倒な生き物でした。しかし、古来から世界中の人々は蚕の食性を大切にしながら、絹を生産してきたのです。

ところが、人間は、桑に頼らなくても養蚕ができるように、科学者に人工代用餌を開発させました。それが、大豆の粉、サツマイモ、ジャガイモなどから抽出された、ポリフェノールという蚕の食欲をそそる化合物なのです。このポリフェノールを、桑の葉に代わるものとして蚕に餌づけしようとしたのです。

はじめは、半分ほどの蚕の餌づけに成功しました。そのなかからさらによく食べる雄雌の蚕をかけ合わせて二代目の蚕を生ませると、今度は、七〇パーセント以上の蚕が代用食を食べるようになりました。三代目は九〇パーセント近くが食し、四代目はほとんどの蚕が代用食だけでマユを結ぶようになりました。

喜んだ研究者は、代用食だけを食べる四代目の蚕をかけ合わせたのですが、ここで大変なことにぶつかってしまいました。四代目の蚕がまったく交尾をしなかったのです。どんな方法を試みてもだめで、四代目以降の子孫を増やすことはできなくなってしまったのです。こういう恐るべき結果が、加藤教授によって報告されているのです。

食習慣を変えただけで子孫が絶えてしまう——これは蚕のような単食性の昆虫だから、きわめてはっきりした現象としてあらわれたのだと思われます。しかし、雑食性の私たち人間に関係ないと誰がいえるでしょうか。

私たち人類には、民族ごとに何万年という年月をかけて築き上げてきた、それぞれの「食律」というものがあります。しかし、私たち日本人は昭和三一年

食物（食べ物）と食品（食商品）の製造過程の比較

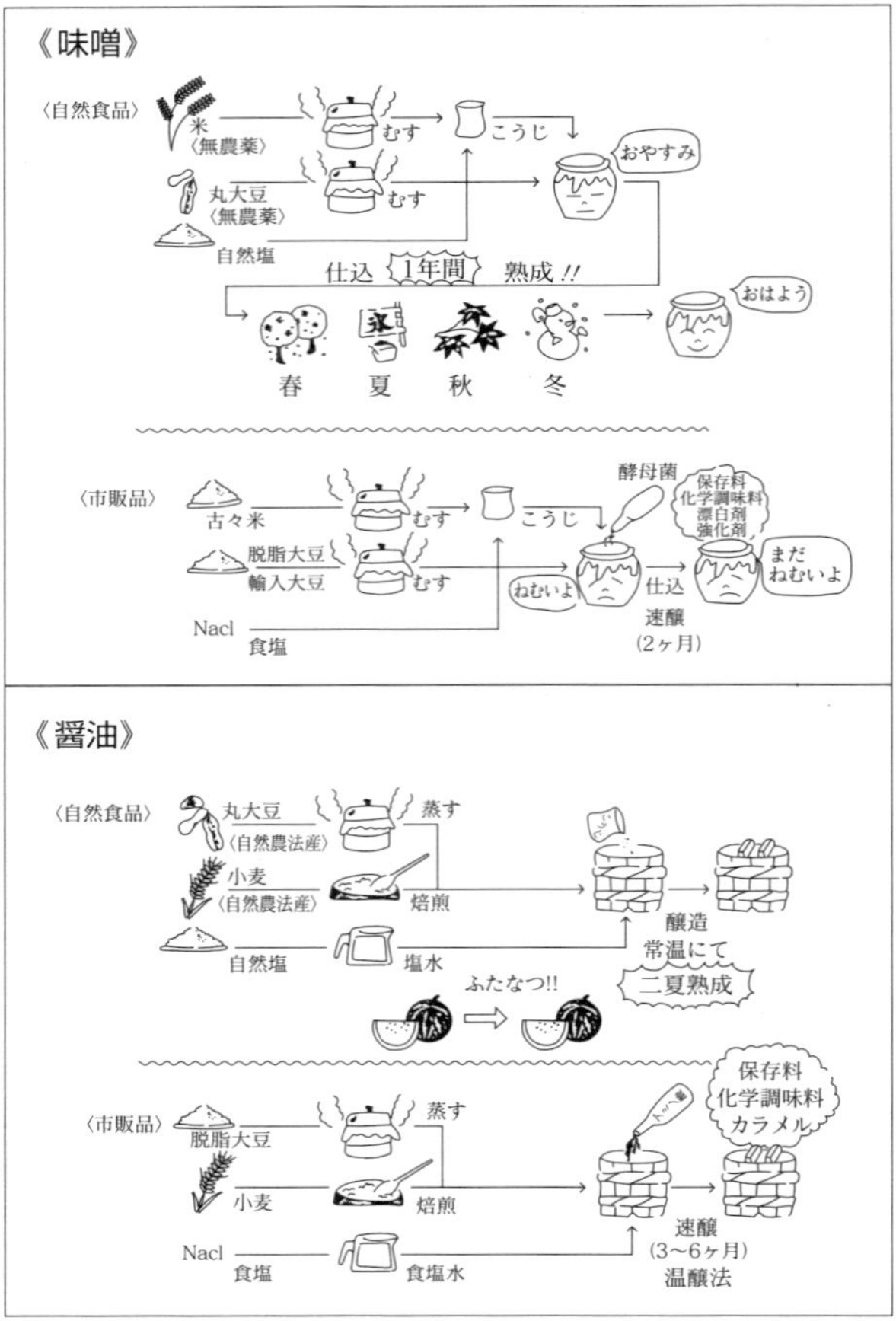
《味噌》
〈自然食品〉
米
〈無農薬〉
むす
こうじ
おやすみ
丸大豆
〈無農薬〉
むす
自然塩
仕込 1年間 熟成!!
おはよう
春
夏
秋
冬
〈市販品〉
古々米
むす
こうじ
酵母菌
保存料
化学調味料
漂白剤
強化剤
脱脂大豆
輸入大豆
むす
ねむいよ
仕込
まだ
ねむいよ
Nacl
食塩
速醸
(2ヶ月)
《醤油》
〈自然食品〉
丸大豆
〈自然農法産〉
蒸す
小麦
〈自然農法産〉
焙煎
自然塩
塩水
醸造
常温にて
二夏熟成
ふたなつ!!
〈市販品〉
脱脂大豆
蒸す
保存料
化学調味料
カラメル
小麦
焙煎
Nacl
食塩
食塩水
速醸
(3～6ヶ月)
温醸法

頃から今日までの数十年の間に、食べ物を食商品に変えてしまいました。長い年月をかけて培ってきた食律を激変させてしまったのです。このことの意味を私たちはもっと深刻に考えなければなりません。

どうやら、「食べ物」と「食品」の違いを解明するヒントも、この辺にありそうです。食べ物とは自然の恵みそのままのもので、先人たちの長い経験と知恵によって培われ風土に育まれてきたものなのです。それに対し、食品とは自然のプロセスに手を加え、人間の都合や効率を考えてつくり出した「食商品」といってもいいでしょう。食品は、「食べられるもの」ではありますが、「食べるべきもの」ではないのかもしれない、そんな皮肉の一つもいいたくなるほどの違いがありそうです。

そういえば、「食品添加物」とはいいますが、「食物添加物」とはいいません。食養の考え方からいうと、食べ物を食品といい換えること自体に、すでに何かごまかしがあるような気がしてなりません。これでは、食が人を養ってくれるくれないといったレベルの議論ではなくなります。それどころか、食べれば食べるほど不健康になってしまうと疑われても仕方がないのです。

こうした食べ物の商品化への危機感もあって、最近多くの人が有機農産物や無農薬野菜に、無意識のうちに熱い視線をそそぐようになったのだと思われます。

生体エネルギーが活発でないと新陳代謝は停滞

しかし、どんなに素晴らしい栄養を摂っても、なかなか健康になれない人がいます。また、医師などの指導により食事療法を試してみても、効果が得られないケースもあります。これは、食べ物を身体に必要な栄養素に転換させることができないためで、転換させるエネルギーが不足している状態にあるためだと考えられます。この食べ物から栄養への質的転換のことを、「生体内の原子転換」といいます。転換するエネルギーが豊富な場合、生体内の原子転換はスムーズに行われ、十分な栄養が体にいきわたるわけです。エネルギーの不足している状態を、東洋医学では、「気」がとどこおっている状態と呼んでいます。

食べ物を栄養素に転換させるエネルギーを「生体エネルギー」と呼びますが、これは新陳代謝を活性化するエネルギーといってもよいでしょう。食べ物を効率よく栄養素として吸収するには、たんに咀嚼《そしやく》するだけではなく、身体が必要とする元素に転換させなければなりません。生体エネルギーは、その作用を円滑かつ効率よく行なう原動力なのです。

生体エネルギーに満ち溢れていれば、たとえ一汁一菜の粗食であっても、原子転換が円滑に行われ、健康が維持できます。「仙人は霞を喰って生きている」というのはいささかオーバーな表現としても、粗食で荒行を行なう修験道の行者などをみれば納得がいくことでしょう。

修験者は、修業のために、一日に三〇キロもの山道を駆け抜けます。比叡山には、それを一〇〇〇日続ける「千日回峰」なるものがあります。しかし、その間の食事は、うどん玉ひとつに豆腐二切れ、ジャガ芋におしんといったものであり、それを一日に二食摂っているだけです。栄養学的には無謀なことですし、常人には理解し難い食事のとり方だといわねばなりません。

けれども、生体エネルギーさえ満ち溢れていれば、どんなに粗末な食物でも原子転換の作用が円滑かつ十全に働き、健康維持に必要な栄養を供給し得るものと考えられます。また、修験者のようなケースでは、修業することによって空間エネルギーを吸収し、自らの生体エネルギーを活性化させているであろうことは、これまでの叙述からおわかりいただけるかと思います。

動物の場合も同じです。乳牛は一日に約九〇〇〇カロリーほどの草しか食べないのに、一二〇〇〇カロリーもの乳を出します。さらに不思議なことに、カロリーの低い草しか食べない牛からとれる牛乳には、タンパク質やカルシウムなどが豊富に含まれているのです。

人間は雑食性なので、草食動物とは身体構造が異なるという意見がありま す。しかし、基本的には生物学上の相違などありません。

肉食の伝統の中で生きてきた欧米人なら、多少身体的な構造が異なっている可能性もあります。しかし、その欧米人にも菜食主義者は多く、それでいて何の不都合もないことを考えますと、身体的には大きな相違がないと考えて差しつかえないでしょう。

人間と動物、日本人と欧米人——いずれにも生物学上大きな相違がないとすれば、食生活を左右する根元は、生体エネルギーであるということになるでしょう。

日本人が伝統的に行なってきた穀物中心の生活は、先人たちの叡知の結晶ともいえ、素晴らしいものでした。しかし、現代人の多くは便利さを追求するあまり、自然からかけ離れた生活を営んでいます。食生活も加工された食品に依存しがちです。そのため、自然との調和が保てなくなりつつあり、生体エネルギーの不足や衰弱を招いているのです。

生体エネルギーに満ちていないと、新陳代謝に齟齬《そご》をきたし、肉体的な病気だけでなく、精神的にも不健康な人間が増えてくることになります。

「健全な肉体に健全な精神が宿る」という言葉がありますが、その逆もまた真なのです。健全な精神なくしては、健全な肉体もあり得ません。そして、食は身心の健康づくりの基本なのです。

私は、有吉佐和子さんの著書『複合汚染』で農薬の害と食品添加物の怖さを知りました。そして、勉強していく過程で、一九七八年に熊本県鹿本郡植木町で自然食の店を開き、無添加の食物の開発や無農薬野菜の栽培運動に参加し、消費者の拡大と啓蒙につとめてまいりました。当初は耳を傾けてくれる人が少なく、八ミリ映写機を持って、毎晩婦人会を回ったことを思い出します。九州には「サムライ」のような気骨ある人士が多く、すでに九州自然食協同組合が結成されており、次第に協力関係ができていきました。「天声人語」に赤ひげ先生として紹介された竹熊先生をはじめとする多くの医師とも交流するようになり、よく勉強させていただきました。

この九州での活動がきっかけとなり、食養学を学ぶことになりました。やがて、石塚左玄の「日本古来の食養学」を実践するようになったのですが、その基本が「身土不二の原則」だったのです。「身土不二の原則」への理解を深めていったことと、塩分の重要性を学んだことで、「食養学」という学問の真の意義に目覚めました。さらに、九州の大地にいだかれ、自然を感じ観察していくうちに、食物はただ勝手に生えているのではなく、それぞれが自然環境や風土に適応して自生し、私たち人間や動物を生かしてくれていることに気づきました。自然の偉大さや不思議さに目覚めることによって、私自身物の見方が変わり、周りの不思議な現象を認識できるようになったのです。私は自然から気づきを与えられたといってもいいでしょう。

草食動物が栄養価もカロリーも低い草しか食べないのに、大きな体と骨を作る不思議。また、修験道の行者が千日回峰で毎日三〇キロも走破するのに、一汁一菜の低カロリーの食事しかとらない不思議。このような出来事に直面していたときに、食養学者・桜沢如一先生の著書『無双原理・易』と出会ったのです。この本との出会いが、私をフレアー開発へと突き進ませていくことになったのです。

同書に、「物質は五〇〇〇度以上の高温では、固体も液体もプラズマになってしまう。しかし、生体内では三七度以下でも全ての元素がプラズマになっている。それは何故だろう」という記述がありました。また、「フランスのケルブラン先生の〝生体による原子の転換〟の発見は、アメリカ大陸発見や地動説や進化論の百倍も千倍も重大なものである」とも記されていました。

桜沢先生は、その著書を通じて、生体内では食物が生体エネルギーによってプラズマ化され、身体に必要な元素に転換されることを示唆してくれたのです。生体エネルギーの重要性――この発見に私は身震いしました。

修験道の行者が、一汁一菜の低カロリーの食事しかとらないのに、千日回峰という厳しい修業に耐え得る秘密も、生体エネルギーに着目すれば説明できます。

一日に三〇キロ走破という荒行により、行者は自らの生体エネルギーを高めているのです。この高まった生体エネルギーの働きによって、一汁一菜という低カロリーの食事でも、それらを無駄なく元素に転換し、十分な栄養補給を行っていると考えられるのです。先ほど、「仙人は霞を喰って生きる」という冗談のような話をしましたが、こう考えてきますと必ずしも冗談とばかりもいえません。生体エネルギーの見地に立てば、仙人は霞ですら原子転換し、身体に必要な栄養にした――そういえるのではないでしょうか。

食養学を学ぶことによって自然の意思、すなわち自然の摂理についての理解は深まり、普遍的な原理をとらえることはできました。しかし、農薬汚染や機械化で土壌は痩せ、食物それ自体が有しているはずのエネルギーも減退の一途をたどっていました。このような状況下では、健康維持の方法を食養学に求めても限界があります。フレアー開発の本格的な決意は、ここでかたまりました。

その後も私は研究を重ね、自然の営みを観察しているうちに、生物は高いエネルギーを持つ形や色を利用して空間エネルギーと同化し、エネルギーを得ていることに気づき、それを応用することによってフレアーを完成することができました。

生体エネルギーを高める方法として瞑想、禅、気功、整体、仏の行などさまざまなものがあげられます。これらは、先人たちが長い年月をかけて方法論を確立してきたもので、高度な修練が要求されます。

本書で紹介しようとしているシステムは、それら既成のものとはまったく異なります。

「フレアー」を用いる生体エネルギーの高揚方法は、瞑想、禅、気功、整体、仏の行などと同等か、それ以上の効果が期待でき、なおかつ高度な修練を必要としないのです。二十一世紀を切り開いていく、まったく新しいエネルギー理論をもとに、「フレアー」という健康増幅器具を用いて行う生体エネルギーの補給方法は開発されたのです。

第四章

自然との同化を求めて

食養学に沿って

食品添加物とは何か?

食べ物に関する社会問題として、まず最初にあげなければならないのは「食品公害」でしょう。加工食品に使用されている添加物の、人体への影響が深刻さを増してきているのです。

豆腐を作るときにはニガリが必要ですし、コンニャクの製造には水酸化カルシウム（石灰）が欠かせません。このように食物を製造加工する際に必要不可欠なもの、あるいは食品の腐敗や変質を防ぎ、保存性を高めるため使われるのが、食品添加物の本来の役割です。

ところが、現実には、食物の食商品化が急速に進み、ファッション性の高い食品が要請されるようになり、添加物が際限なく使用されるようになっています。

このような傾向は、今にはじまったことではありません。高度成長初期のわが国では、食品の原料調達が不自由でした。この時代に登場した、魚肉ソーセージや粉末ジュースに代表される加工食品の多くは、ごまかし食品としてスタートしているのです。原料の不足を補い、ファッション性を高め、品質をごまかすために、食品添加物がかなり早い時期から大量に使われていたのです。

食品添加物は殺菌剤、防腐剤、漂白剤、着色剤、粘着剤、酸化防止剤など、さまざまな種類に分けられます。そのほとんどが化学薬品といっていいでしょう。体内に入り蓄積されると、人体に害を及ぼします。こうした薬品を混入した加工食品は約三五〇種類ほどあり、それらを全部合わせると、致死量を遥かに超えてしまいます。

たとえば、食肉、ハム、ソーセージなどの発色剤として、亜硝酸ナトリウムが使われています。この薬品は、たった〇・三ミリグラムで人の命を左右してしまうほどの劇薬です。亜硝酸ナトリウムを使うと、肉の色素が安定するため、牛肉や豚肉がいつまでも美味しそうな赤色のままで保たれます。しかし、見た目のよさと引き換えに、消費者は劇薬混じりの肉を食べさせられていることになり、たまったものではありません。

パンの漂白剤、菓子・乳製品の保存料として用いられる過酸化ベンゾイルやニコチン酸も劇薬指定物です。タール色素はジュースや漬物・佃煮などの着色剤として用いられていますが、もともとは化学染料の原料です。

このほかにも、うどん・そばなどの麺類、蒲鉾・はんぺんなどの練り物に使われる過酸化水素、醤油や化学調味料に使われる水酸化ナトリウム、バター・チーズの酸化防止剤として用いられるデヒドロ酢酸ナトリウムといった化学薬品は、いずれも消防法で指定危険物とされています。

このような劇薬が、なぜ食品添加物として野放しになっているのでしょうか。それは、「許容量」という錦の御旗《みはた》ゆえなのです。たとえば、青酸カリやヒ素化合物といった毒薬は、体重一キロ当たり〇・一ミリグラムを摂取するだけで即死するといわれています。一方、問題の劇薬は、薬事法に基づく指定では、体重一キロ当たり〇・三グラム以上が致死量とされています。しかも、食品に添加する場合の基準が設定されていて、劇薬の種類別に一万分の一から一〇万分の七までの範囲ならば「許容量」とされているのです。

この許容量の範囲であれば人体に害はないとするのが、厚生省の見解であり、製薬会社や食品メーカーが劇薬使用を正当化する根拠となっているのです。しかし、いくら微量であっても、平均的な一日の食事で約一〇グラム程度の薬品が体内に入る計算になります。これは一年間で三・六キログラムの薬品を食べている勘定になり、それが体内に蓄積したり、体内で化学変化を引き起こしたりすると、さまざまな弊害をもたらすことになるのは明らかです。

水俣病につぐ大きな公害問題となった昭和電工水銀中毒事件の場合、六人の患者が死亡し、四七人が公害患者の認定を受けました。原因となった劇薬であるメチル水銀化合物の量は、六〇〇億分の一でしかありませんでした。このような極微量でも、人体に蓄積されると死に至ってしまうわけです。

また、劇薬の入った加工食品の増加は、食生活の欧米化とともに、肝臓病やガンなどを激増させているともいわれています。しかし、もっと問題なのは、食品添加物として使用される劇薬が、体内で有効な働きをしているバクテリアなどの菌を殺し、異常な血液をつくり、全身的な機能障害を引き起こすということです。

さらに、食品添加物として用いられる劇薬のなかには、ビタミンに代表される補助的な栄養素を破壊してしまうものもあり、牛肉やハムなど主栄養素をいくらふんだんに摂っても、実際には栄養分にならない食物を口にしてしまっているおそれもあるのです。

こうしたことからもわかるように、何の顧慮もなく食生活を営むのは具の骨頂です。常に食物に留意し、添加物の摂取を避けるよう心を配ることが大切です。努力すれば、一日の薬品（添加物）摂取量を三・五グラムくらいまで減らすことができます。健康を維持していくためには、自然界で成育した、できるかぎり純粋な「食物」を選び、それらに含まれている栄養素と活力を積極的に摂るようにすることが必要なのです。

食物の役目と常識を知ろう

「敵に塩を送る」という言葉があるように、塩は人間の生存に欠かせない大切な養分です。現在市販されている食塩は、イオン交換方式でナトリウムを抽出したもので、人の生命力を維持するのに十分なものとはいえません。かつて、瀬戸内沿岸などで盛んだった塩田でつくられた天然塩は、人間の身体に必要なミネラルなど多くの微量元素が含まれていました。これに比べると、近年私たちが口にしている食塩は純ナトリウムに近く、ミネラルを欠く「塩モドキ」とでも呼ばねばならぬ代物なのです。

海はすべての動植物の命の源です。私たちを育んでくれる母親の羊水も、原始海水の成分と酷似しているといわれています。

遠い昔、生物がまだ脊髄をもたない軟体動物だったころ、必要な元素の多くは原始海水から直接摂取していました。脊椎動物は、必要元素を脊髄に貯蔵することができるようになりました。脊椎をもった魚類が陸に上り、両生類、爬虫類、獣、そして人間へと進化したのです。生物の出自をたどってみると、海水からつくられた自然塩には、人間はもとより、すべての生物が生きていくために重要な役割を果たす、多くの根元的な元素が内包されていたことが分かります。

易学では、塩は身体を引き締めるとされています。身体が弛緩した状態が病のはじまりで、病気を治すには塩の引き締め効果が重要だと考えられているのです。

昔の病気見舞いは卵など精がつくものが多く見うけられましたが、最近では果物類を贈ることが多くなりました。しかし、果実を病人に与えることは、食用学の見地からいいますと、大きな問題をはらんでいるのです。前述したように、塩には身体を引き締める性質があり、食養学では陽性の食物とされています。これに対し、果物は陰性の食物で、糖分（果糖）を多く含み、身体を冷やしてしまいます。このような性質をもつ果物を、身体の冷え（活力のない状態）が原因で発症した病人に与えると、かえって病状を悪化させることにもつながりかねないのです。

たとえば、バナナは日本には自生しない熱帯の果物で身体を冷やす性質をもっています。食養学からいうと、バナナを病院食として供するのは考えものなのです。

食養学の基本である「身土不二の原則」は、自然風土と人間の身体の摂理（関係）を解き明かしたものです。日本のような寒暖の変化の著しい風土では、バナナのような身体を冷やす食物の必要性は低く、そのために自生することもなかったと考えた方がいいでしょう。

石塚左玄の食養学では、陰陽のバランスがとれた中庸の玄米を主食とするよう提唱されています。その上で、「身土不二の原則」にのっとり風土に合った旬の食材を摂り、少食であれとすすめているのです。また、陽性の食物は身体を温め、陰性の食物は身体を冷やす食物とされ、病人には陽性の食物を与えるのが良いとも説かれています。

食物の陰陽については、「陰陽原則図」（一五一頁）を参考に説明していきましょう。

①陽（＋）陰（－）

陰陽は相対関係にあります。

陽の＋と陽の＋、そして陰の－と陰の－は互いに反発し離れ、遠心力が働きます。陽の＋と陰の－は互いに引き合い、求心力となります。太陽を陽（＋）としたとき、地球は陰（－）になります。

図を見ながら、地球を畑と考えてみて下さい。太陽に向かって伸びる葉野菜やツル科の野菜は、太陽のプラスと引き合い、マイナスの性質を帯びるため陰性の野菜となり、身体を冷やします。逆に、根菜類は太陽のプラスから離れていきますので、陽性の野菜となり、身体を温めます。

食事療法の食材としてタンポポが知られています。タンポポの根は活力が旺盛で、岩でも割って地下に伸びていきます。陽性の代表的な食材ですが、これほど食物の陰陽特性を顕著に示すものも珍しいでしょう。

②形態の陰陽

膨らむ食物を陰性とし、ゴマのように細かく縮まった食物は陽性に分類します。陽性の食物は身体をあたためてくれます。

③糖分と塩分の陰陽

糖分は身体を冷やすため陰性となり、塩分は身体を引き締め温めてくれますので陽性に分類します。

④いろ野菜の陰陽

陽性の赤から橙・黄・緑・青・藍・紫の順で陰性度が高くなります。紫は極陰性です。

⑤魚の陰陽

酸素を必要とする鮎などを陰性魚とし、そうでない鯉などを陽性魚としています。食事療法では、陽性魚の鯉が「鯉こく」として供されています。

食養学では、動物が動物を食べるということは、プラスとプラスで反発しあい、離れてしまいますので、滋養にならないばかりでなく、かえって身体を冷やすとされています。したがって、食養生には人間が肉を食べるという発想がないのです。

では、人間が野菜を食することの意味はどこにあるのでしょうか。動物をプラスとしたとき、植物はマイナスとなります。プラス（人間）とマイナス（野菜）は引き合い、それによって身体の滋養となるのです。食養学が、食の基本をその土地で育まれた旬の野菜を摂ることにおいているのはこのためなのです。魚の場合、体温がなく植物に近いという考えから、食事療法の素材に鯉などが用いられているのです。

食養生の基本は、「沢山あるものを少しだけ感謝していただきなさい」というところにあります。沢山あるものとは旬の食材のことで、四季に応じて、人間や動物を生かすために、自然の摂理にしたがって生まれてくるものをいいます。

たとえば、夏は暑く、身体が熱くなるので、旬の野菜・果物は身体を冷やす役割をもつものが多くなります。特に①で示したように、つる科の野菜が多くなります。つるは限りなく太陽に向かっていく性質をもっており、陰性が顕著ですから、夏の野菜の代表なのです。スイカなど瓜類は、②の大きく膨らむ形態に分類されます。また、③の糖分が多いという性質もあわせもっています。このように、暑い夏は身体を冷やす役割をもつ陰性の野菜・果物が多くなります。

秋口になりますと、陰性が強く、糖分を多く含む果物や、極陰性の紫色の野菜・果物が旬をむかえます。寒冷な季節に向うのに、本来ならば陽性のものが旬になってしかるべきだと思われるところですが、これは冬に向かうため、身体を一端内側から冷やし、寒さに順応しやすくするためだと考えられます。関ケ原の合戦に破れた石田三成が、処刑前に柿を饗応された際に、「身体が冷える」といって断ったという話が残っているように、柿やブドウはそうした陰性果物の代表なのです。

また、「秋茄子は嫁に喰わすな」という諺《ことわざ》があります。これは、決して姑の意地悪に由来するものではありません。秋にとれる茄子は、①で示したように太陽に向かって伸び、②の分類のように膨らみのある形態をしており、④のように紫色の極陰性で、身体を冷やしてしまいます。子供を身ごもっている若嫁には、流産のもとになる恐れがあるから食べさせないように、という姑の思いやりが定着していった諺なのです。

私は大根という野菜のもっている神秘性に、つねづねある種の驚異の念をいだいています。この野菜について、食養学の立場から分析してみましょう。

大根には「夏大根」と「冬大根」があります。いずれも根菜で、陽性の食材であることはいうまでもないでしょう。しかし、両者には大きな相違があるのです。「夏大根」は、葉を太陽に向けて真っ直ぐ伸ばしながら成長します。プラスの太陽に対し、葉自体はマイナスになり、引き合っている形態です。これは夏季の暑さから人間を守るために、身体を冷やす陰性の野菜になろうとするためだと考えられます。

一方、「冬大根」は、葉を横に拡げていきます。プラスの太陽に対し、葉自体もプラスになり、反発し合い、離れている形態です。「冬大根」は、冬期の寒さにさらされる身体を冷やさないように、陽性の野菜になろうとしているわけです。

このように、自然には、実に不思議な力が秘められており、その摂理はすべての生きとし生けるものの生存を保護するようにできているのです。こうした自然の摂理に気づくことが大切なのです。

陰陽原則

①陰性（太陽に向かって伸びる食物）（−）
　陽性（太陽から離れる食物）（+）
②遠心力（膨らむ食物）
　　　　ウリ・スイカ類（−）
　求心力（縮む食物）
　　　　ゴマ・穀類など（+）
③糖分（−）
　塩分（+）
④（赤・燈・黄・緑・青・藍・紫）
　　　＋　――――→　－

※身体を温める食物が陽性（＋）
　身体を冷やす食物が陰性（－）

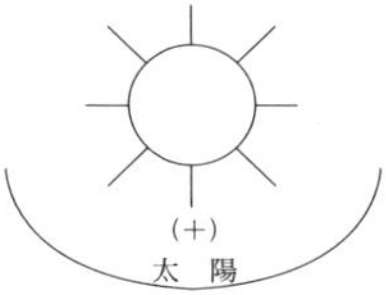

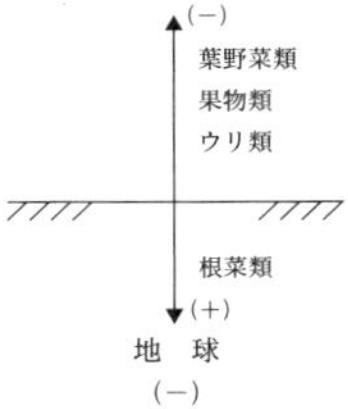

根本原理

①正反対のものが一つのものである
②同じものは別物である
③正反対のものが一つに溶けあうと別物が生ずる

陰陽原則早わかり法

①全てのものは陰と陽でできている
②求心力（縮むもの）を陽といい、遠心力（膨らむもの）を陰という
③陰と陰、陽と陽とは必ず反発し合う
④陽が過ぎれば陰となり、陰が過ぎれば陽になる

野生の本能を失った人間は知性を使って判断する

自然の力は無限です。人間を含む地球上の生物は、たえず自然のなかで生命活動を営み、循環を繰り返しています。たとえば、植物は太陽の光で光合成を行ない、デンプンやタンパク質、ビタミン、ミネラルなどの栄養素を作り出しています。それを動物が食し、さらに動物は糞尿や屍骸などの形で大地に還元し、再び植物の栄養分となっているのです。

こうした循環システムの絶妙さは、たとえ科学技術がいかに発達しようとも及ぶべくもありません。便利さや効率のみを優先するテクノロジーが生みだした化学合成物質などは、ロボットや機械を動かすことはできても、人間の食料にはなり得るはずがないのです。ましてや、最近盛んに研究開発されている遺伝子組み替え食品や、土のない工場や石油燃焼が不可欠なハウス栽培の人工野菜などは、「食品」と呼ばれる「食商品」でしかありません。

人間の本来のありようは、自然に寄り添い、自然と同化して生きることです。人間が自らを過信し、合成食品や人工野菜、遺伝子組み替え食品を作りだし、科学万能主義を謳歌すればするほど、かえって人間自身が苦しむという悪循環に陥ることになります。

味覚神経までが化学調味料に支配されてしまっている現代人にとって、加工食品と縁を切り、自然の食べ物に変えるのはそう簡単なことではありません。しかし、食生活がもたらす影響について考えるべき時期が来ているのです。

野生動物には人間のように考える力は備わっていませんが、すぐれた本能によって、体に合った食物と有害なものとを選別して生きています。人間に養わ

ウイスキーの味とエネルギー調和

「フレアー」でウイスキーを叩くと美味しくまろやかな味になるという、嘘のような本当の話があります。これもエネルギー調和という観点からみていくと、十分に納得のいく説明ができる現象であることがおわかりいただけると思います。

ウイスキーを寝かせるようになったのは、禁酒法時代に山中に隠していた酒が、年月を経ることによって美味しくなった経験からきている、といわれています。一般にこの過程は熟成とよばれていますが、フレアー理論によるとまったく異なった解釈ができるのです。宇宙は、それ自体が生きるために、自転・公転しながらエネルギーを放散しつつ全体としての調和を保っています。同様に私たちの地球も生きており、周りの全てにエネルギーを与えながら万物を生かしているのです。

ウイスキーを寝かせると、空間との間にエネルギー関係が発生します。未だ熟成していない低エネルギーのウイスキーと、空間に放散されている高いエネルギーは調和を保とうとして、両者の平均化がすすんでいきます。その結果、ウイスキーのエネルギーが高まり、美味しくまろやかになっていくのです。年数が経てば経つほど調和は緊密になり、美味しくなるのは当然のことといえます。

ここまでは自然に行われているエネルギー調和ですが、私たち人間は意識によってこのエネルギーの世界に関与し、自由に操ることができます。それは、意識がエネルギーそのものであるからです。エネルギーとしての意識は光の10の24乗倍の速さをもっており、この猛スピードで物質に自らのエネルギーを賦与していけるのです。エネルギーを増幅する器具である「フレアー」は、私たちの意識も例外なく増幅してくれます。ウイスキーをフレアーすることによって、私たちは自らの意織によって、光の10の24乗倍という瞬間的なスピードでウイスキーのエネルギー・レベルを高め、美味しくまろやかな味を創出しているのです。

れている野生の本能を失った家畜は、有害な食物とそうでない食物の区別ができません。人間は家畜とは違います。考える力と知性が備わっているのですから、野生動物のような本能はなくとも、自分で判断し真に身体に必要なものが何かを決定することができるはずです。

今、その〝知性〟が教えていることはただひとつです。

真の健康を求めるならば、まず現在の食生活を徹底的に改善し、自分の身体を自然に則した体質に作り変える努力をするべきだということなのです。有害とわかっている加工食品を排除し、自分の食生活や生き方を自然と調和させなければなりません。それができた時に、私たちは健康であることを実感できるようになるのです。

生体内で行なわれる「原子転換」の神妙さ

人体はいろいろな元素で構成されています。カルシウム、マグネシウム、ヘモグロビン、クロロフィルなど、さまざまな元素が融合してバランスよく機能しています。

意識するしないは別として、人間が生存し、活動をつづけていくためには、実に多くの物質の働きが必要とされています。また、それぞれの物質が相乗し合うことによって、はじめて精妙な人体が構成されていくことになります。

食物にさまざまな栄養素が含まれていることは、栄養学を引くまでもなく明らかなことです。しかし、栄養素が薬のように直接体内に入るわけではありません。口で咀嚼《そしゃく》し、胃や腸といった消化器系の蠕動《ぜんどう》運動などを経て、身体に必要な元素に変換されていきます。つまり、食物は人間の体内に吸収された栄養分が化学的な転換作用をし、身体に必要な元素と変わるのです。

これを「生体内の原子転換」と呼んでいます。

たとえば、草食動物は草しか食べないのに血、肉、骨、強靱な体力を作り出しています。また、海藻しか食べていないサザエやアワビが、カルシウムのかたまりである固い殻をつくります。海藻のなかには、貝殻の素となるカルシウムはほとんど含まれていないのですから、不思議なことといわねばなりません。さらに、海老などは脱皮の期間中は岩穴のなかにこもって断食し、穴から出てくると殻をつけています。脱皮前の海老を調べてみても、カルシウムとなる養分を食べた形跡はありません。これも実に不思議な現象です。

ある物質が生物の体内で原子転換し、まったく異なるほかの物質に変わる

「生体内の原子転換」は、自然の摂理としかいいようがなく、現代科学でもそのメカニズムは解明されていません。そのため、医学では既成概念に照らし、骨が弱くなったときにはカルシウム分の摂取を奨め、痩せてきたときにはタンパク質を多く補給するよう強調し、患者に処方箋を出しているのです。

しかし、骨が弱ったり、痩せ細ってきたりするのは、栄養のバランスが良いとか悪いとかというのとは別問題なのです。

これは、その人の体内における原子転換の作用そのものが弱ったせいと、食物が「食商品」という虚弱な食品に変わったからだと考えるべきです。問題発生の原因は複合的といわねばなりません。つまり、体内に吸収された食物の元素を身体に必要な元素に変える生体エネルギーが低下したためと、吸収される食物自体のエネルギーが低下しているために原子の転換が十分できず、身体の機能そのものが衰えているのです。したがって、盲目的にカルシウムやタンパク質を補給すれば骨の強度や痩身が回復するというものではなく、かえって症状を進行させる結果さえ招くこともあるのです。

現代医学では、病人の治療法として、栄養剤を注射したり、大量のビタミン剤を服用させたりと、臨床データに基づく対処療法のみを試みてこと足れりとしています。人間を含めたすべての生物には、病気になっても自分の力で回復する能力、自然治癒力があります。実際、ほとんどの病気はこの力で治っていきます。注射や薬にばかり頼るのは自然に反することで、ひいては「薬害」さえ引き起こしかねないことを心に銘記しておいていただきたいと思います。

効率よいエネルギー転換で長命を獲得した人類

さまざまな生物のなかで、人類が数万年にも及ぶ過酷な生存競争に勝ち抜いてこれたのは、強靱な体力・体質・知恵があったからです。体の機能そのものが、生物学的にも優れていたのです。

人間は実にさまざまなものを食べています。大別すれば、米穀類、野菜類、海草、果実といった植物性食物と、魚介類、獣肉類などの動物性食物に分けられます。地球上で、これほど雑多なものを食糧としている生物はあまり見かけません。この雑食性こそが、人類のたくましさ、強靱さを支え、長命である秘密でもあるのです。

さらに、この雑多な食物群を体内に吸収するプロセスも、精巧な仕組みとなっています。

口から摂取された食物は、歯によって細かくかみ砕かれ、胃のなかに送り込まれます。胃は食物に胃液を混ぜ合わせながらさらに細かく分解し、腸に送り込みます。胃から腸への通り道にある幽門は、胃のなかの食物が酸性のうちは開きません。食物がアルカリ性になると少しずつ開き、十二指腸へと運び込んでいきます。

十二指腸は胆汁と膵液によって食物を微細に分解した上で、小腸へと渡します。小腸の機能は、分泌液で食物を液状にし、体内の各臓器へと送り込むことにあります。小腸で分解されない食物繊維などは大腸へ回されます。すると、大腸内に棲息するさまざまな微生物が分解作業を行ない、再び栄養素に変えていきます。それでもなお消化分解されない滓《かす》が結腸に送られ、肛門から糞便として排出されていくのです。

これほど精妙な消化、分解、転換、合成の仕組みは、現代科学の総力を結集しても再現不能とされています。それほど人間の内臓器官は精緻を極めており、人体がミクロコスモスといわれるのもうなずける話なのです。

おまけに、生体内で行なわれている物質元素の原子転換は、いまだに科学的に解明されていないのです。また、物質を栄養分に変える臓器の働きなども未解明のままで神秘の領域を数多く残しています。

桜沢如一氏が著書『無双原理・易』で指摘している、「物質は五千度以上の高温で熱しなければプラズマ化しないのに、生体内では三十七度以下の体温のもとで、すべての元素がプラズマになってしまう」という、原子転換における理論的な矛盾はいまだ解き明かされておりません。

こうした問題を解明する手がかりとなるのが、生体内で原子転換を引き起こしていると考えられるエネルギー、すなわち「気」という存在なのです。

地球全般のエネルギーが低下傾向にある

太陽光線を含む宇宙空間のエネルギーは、生物だけでなく、地球上のあらゆる物質に浸透し、存在するすべてものを活かしています。しかし、近代化以降の文明の変容により、空間エネルギーそのものが低下しつつあります。その原因は、大地が産み育んできた植物、動物、天然油脂などの使用が少なくなり、もっぱら地球の内部から掘りだした石油や鉱物類を人間生活の基盤にするようになったためと考えられています。

大気のエネルギーを十分に吸収し、自然のなかで育った穀物や旬の野菜を食べ、樹木や草を材料に用いた家屋に住み、薪や炭を燃料としていた昔の暮らしぶりは、豊かではないにしてもエネルギーに満ち、ゆとりのあるものでした。しかし、近代文明の発達で私たちの生活は急変しました。食物が食商品に変えられ、加工食品や石油製品が氾濫し、住居にはコンクリートと合成樹脂が多用され、環境全般のエネルギーが低下する傾向に拍車がかかってきています。

自然のなかから生み出される植物や動物は、それ自体のエネルギーが高く活発です。植物や動物は、自然淘汰による増減はあっても、自然空間と同化し調和を保つことで、進化し繁栄してきたのです。

それに引きかえ、地球の内部からとり出された化石燃料や鉱物は、燃焼エネルギーは豊富でも、本書で述べているような「もののエネルギー」は低く、しかも動植物のように自然のなかで循環再生することはなく、消耗していくのみなのです。

地球内部からとり出された化石燃料や鉱物、それから作られた化学薬品のエネルギーが低いことは、これでお分かりいただけたかと思います。しかし、問題はさらにこの奥にひそんでいるのです。

自然界には「エネルギーの調和の原則」が常に働いています。現代社会に生きる私たちは、化石燃料や鉱物、化学薬品をもとに作られたエネルギーの低い製品に囲まれて暮らしていくほかありません。製品そのものの低いエネルギーは、それを使い消費する私たち人間のエネルギーと調和し、私たち人間のエネルギーそのものをも低下させてしまうのです。現代家屋は多くの製品によって構成されていますが、製品そのもののエネルギーが低いのですから、家屋のエネルギーも低下し、そこに居住する人間のエネルギーも同調して低下してしまいます。現在発生している諸問題の多くは、このような「エネルギーの調和」に起因していることに気づかねばなりません。

たとえば、薪《まき》ストーブと石油ストーブの違いですが、火にあたった瞬間の熱カロリーがどちらも同じだとすると、石油ストーブのほうが早く暖まります。なぜかというと、薪に比べると石油のエネルギーの方が低く人間のエネルギーと瞬時に調和し、身体の芯が冷え表面が温かく感じるからです。しかし、芯が冷えているのですから、そこを離れると冷えるのも早いことに気づきます。薪ストーブは、瞬時には温かく感じませんが、離れてもほのぼのとした余韻がのこります。

薪で沸かした風呂に入ると、芯から温まるという経験をした人もいるはずです。欧米の家庭では、いまだに薪ストーブや暖炉が使われています。大地が育んだ樹木を燃やした火は真に温かく、人間の身体にとっても有益であることを経験的に知っているのでしょう。

陶磁器の製作には、窯の燃料として薪が用いられています。陶磁器は火加減ひとつで善し悪しが決まるものですから、とりわけ生命力に溢れたエネルギーが必要とされるからだと考えられます。

また、衣服なども合成繊維が増えましたが、木綿の柔らかな肌ざわりにはかないません。木綿は暑いときは具合いよく汗を吸い、寒いときには保温に優れています。下着に木綿という選択は、単なる経験則だけでなく、十分に理由のあることなのです。これは木綿に限ったことではありません。毛皮、純毛などが高価であるにもかかわらず、人気を保っているのにはそれなりの理由があるのです。デザインや外観の優秀さだけでなく、その繊維そのものが「生命」、すなわちエネルギーを内包しているからなのでしょう。

日本の伝統家屋は風土に適した芸術品

自然の素材が優れているのは、建築物でも同様です。日本の伝統的な工法である木造建築の場合、柱、天井、床板、襖、障子、畳などすべてに自然の素材が用いられ、人間の身体によい効果をもたらしてきました。

柱となる木材、わらとイグサで編んだ畳——これらは「家」という製品になっても高いエネルギーを保持し、しかも呼吸をしているのです。木造建築は自然との同化が容易で、常に自然のエネルギーを吸収し、しかもそれ自体がエネルギーを発生させ、小さな「自然」として循環作用をしています。

すき間風の寒さが昔の日本家屋の特徴のようにいわれていますが、小さな

「自然」としてエネルギーの循環作用があり、室内のエネルギーが高くなっていると考えるべきでしょう。これが住人のエネルギーを高め、寒暖に強い身体にしてきたのです。寒さを感じなくても当然なのです。また、和風の家屋は換気や通風に優れ、適度の保湿を行ない、涼感も感じさせ、モンスーン地帯の東端にある日本の風土に適しています。ハード面でも自然と同化する知恵（無意識に感得される知識）が蓄積されている日本の伝統的な家屋は、日本人の体質と合っているといえるでしょう。

日本古来の建築様式に校倉《あぜくら》造りがあります。正倉院がその代表としてよく知られています。地中の湿気を防ぐために高床式になっていますが、木材を積み上げた壁の断面が鋸の歯のように凹凸の形態をしています。

この凹凸の形態を採用すると、湿気が多いときには木材が膨らんで隙間を詰めて外部と遮断し、逆に乾燥しているときには隙間があいて空気の流通をよくします。さらに、丸太や方形の木材を井桁《いげた》に組むことで、凹凸の形態を生みだし、空間エネルギーを取り入れやすいようにしている点にも特長があります。まさに、日本家屋を代表する一級芸術品であり、先人の知恵が凝縮したものといえるでしょう。

コンクリートのビルや新建材を用いたプレハブ住宅などの近代建築は、基本的には密閉式で空気の流通もよくありません。また、アスベストによる健康被害に象徴されるように、多くの建築部材に化学薬品が含まれています。このため、「家」そのものに空間エネルギーを吸収する余地がなく、自然から良い影響を享受することができなくなっています。

生活の利便性と効率を優先させた結果、私たちは機械器具、家電製品、化学製品などに囲まれた生活環境をつくってきました。ちょっと外へ出るにも車を利用することが多く、歩くという人間が本来もっていたはずの生物的活動性も乏しくなっています。その結果、歩くことで生ずる脳への刺激も少なくなり、頭脳さえ衰えがちになってしまっているのです。このようにして、私たちの暮らしは、ますます自然と隔絶され、疎遠になっています。

しかし、私たちが住宅を造るときに何より大切なのは、「身土不二の原則」を守ることです。

居住地域で産した木材を使い、自然素材をできるだけ用いて、風の通りを良くするように工夫しなければなりません。たとえば、ミカン農家では出荷前のミカンの保存に浅い木箱を用い、鮮度を保つようにしています。湿気が多いときは木材が湿気を吸い、乾燥しすぎると木箱が湿気を供給してくれるため、実にうまくミカンの保存ができるそうです。

寒暖の差が激しく、四季の変化がはっきりしているわが国の住いは、何といっても木の家がふさわしいのです。木は木材となっても生きており、呼吸しています。寒暖や湿気に対応するには、木材にまさる素材はありません。それも、その地方の気候風土で育った樹木が一番なのです。

現在、日本の森林は荒れています。輸入材との価格競争に耐えきれず、国産材は苦しい立場に立たされているのです。愛する家族が暮らすわが家なのですから、無理をしてもその地域の木材で家を建てたいものです。そうすれば、熱帯雨林が乱伐されることも少しは減りますし、日本の森林にも人の手が入り、美しい自然も守られます。

「身土不二の原則」は、食べ物だけでなく、生活環境のあらゆる場面に応用されていくべきです。健康に暮らすには、地域でとれた食べ物を食し、地域でできた製品や住宅を求めるべきです。アセドアルデヒドや環境ホルモンの発生などが指摘される新建材の使用に、十分な注意が必要であることはいうまでもないでしょう。

清少納言も指摘しているように、「住いは夏をもってむねとすべし」です。高温多湿なモンスーン気候のなかで暮らしていく以上、呼吸する木の特性を活かさない手はありません。しかも、コンクリートは、たいして長持ちしないことが最近はっきりしてきました。水分の吸収がよすぎるのです。冬場の結露や基礎部分の柱の腐敗を見ると、恐ろしいほどです。また、マンションの最上階の暑さにはすさまじいものがあります。ぜひ、住宅も「身土不二の原則」に基づいて建てたいものです。

自然を破壊するのも改善できるのも人間だけ

素朴な生活を送っていた昔の人は、自然の摂理にしたがい、自然からエネルギーを十分に取り入れていました。そのため、真冬でもせいぜい火鉢ひとつの暖で対応できました。それだけ生命力が旺盛だったということになります。しかも、薪や炭などの燃料素材も自然の産物で、もののエネルギーが高く、人の身体に深く浸透し、真の健康をもたらしていたのです。

しかし、現代の家庭では、ちょっと寒いといっては、もののエネルギーの乏しいヒーターや石油ストーブをがんがん燃やし、気持が悪くなるほど室内を暖めています。おまけに、「換気を心がけましょう」という注意書きが必要なほど密閉した空間に住んでいるのですから、健康面から見ても逆効果となるのは当然です。

また、自然そのものが過度の乱開発で衰弱しています。これは、自然から生みだされるもののエネルギーの衰弱をも意味しているのです。

たとえば、今と昔の植物の根について考えてみましょう。植物の根は、人体でいうと腸の働きをしています。つい五〇年ほど前、稲の根の長さを測定すると、地中二メートル以上の深さにまで張っていました。ところが、二〇年ほど前から、稲は農薬の多用や機械による耕作のため土地が衰弱して、三〇センチほどしか根を張らなくなっているのです。その結果、日本人の主食である米そのもののエネルギーが低下し、衰弱しています。

自然は人間だけの所有物ではありません。人類をはじめ、山野の動植物、海の魚、昆虫、そして微生物にいたるまでのすべての生物が、この地球上の自然のなかで共存しつつ生命活動を営んでいかなくてはならないのです。それなのに、あいかわらず開発という名のもとに自然破壊が進行し、環境汚染も一向にとどまる気配がありません。これらは、人間の思い上がった負の所産であり、さまざまな動植物に悪い影響を与えるだけでなく、最終的には人類そのものの衰弱化をもたらします。その兆候として現われてきているのが、身体および精神の変調です。

人間は勝手に自然を破壊し、動植物の生活環境まで変容させてきました。しかし、現状を改善し、あらゆる生物が生きるにふさわしい自然環境をつくりだすことができるのも、私たち人間なのです。一人でも多くの方に、ぜひともこの点に気づいていただきたいと念じています。

終章

目に見えないエネルギーとは

人類進化のプロセス「ヒフミヨイムナヤコト」

「ヒフミヨイムナヤコト」とは、『大祓祝詞』にある言葉で、約四六億年に及ぶ人類進化のプロセスを簡明に表現したものです（一八七頁表参照）。

「ヒ」は空間エネルギーを意味し、これが一切万物の根源となっています。

この「ヒ」というエネルギー空間において、「フ」の渦巻きが発生し、隕石が集まり、衝突を繰り返し、それが冷えて固まり、地球の原型が現れます。ガス状の水分は「ミ」という原始海水となります。地球上の噴火活動により、「ヨ」の大地が形成され、原始の地球が完成することになります。

その後も原始地球は高温を保ち、噴火を繰り返し、アミノ酸などが発生し、

「イ」の海草である最初の生命が誕生します。海草によって光合成が行われ、海中に「ム」の原始生物（＝ムシ）が発生します。虫がさらに進化して「ナ」の魚となり、脊髄を有する魚が川から陸に上がり、「ヤ」の爬虫類となります。その後、爬虫類は「コ」の獣に進化し、「ト」の人間が誕生することになります。「フ」の現象、「ミ」の水、「ヨ」の鉱物、「イ」の植物から人間にいたるまで、すべてのものは目に見えない「ヒ」のエネルギーを基に存在しています。

「フレアー」は、この「ヒ」という目に見えないエネルギーを高める器具として開発されたものです。そして、「フレアー」自体もエネルギー体といえるのです。


ところで、「フレアー」開発の目的のひとつとして、当初から、低下した母胎エネルギーの改善ということを念頭においていました。

妊娠から出産までの期間は、俗に「十月十日《とつきとおか》」といわれますが、最近は早産

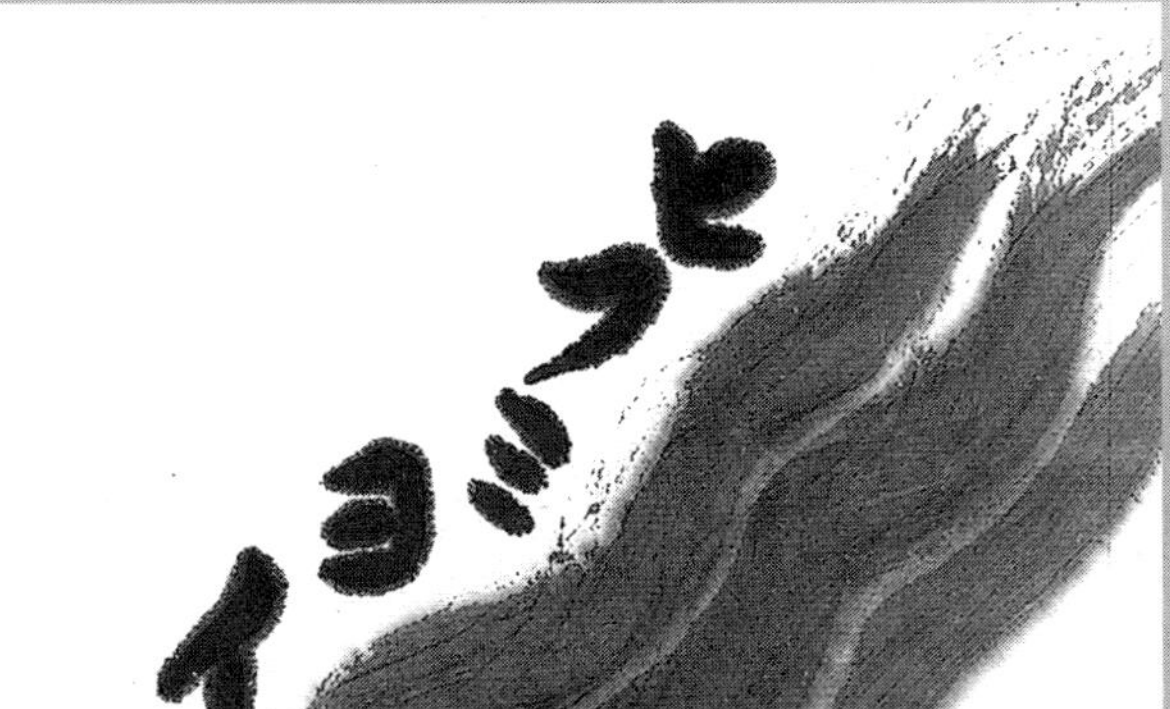
ヒフミヨイ
ムナヤコト

挿画：山本光輝

による未熟児が増加しています。これは、食物の食商品化、工業生産製品の氾濫、環境汚染などにより、生活空間そのもののエネルギーが低下し、それがそのまま母胎にも影響を及ぼしているためだと思われます。

胎児は母胎の中で成長しますが、ゆっくりと自らのエネルギーを高めていきます。胎児のエネルギーが母胎のもつエネルギーと同じレベルに達したとき、母胎に対して反発する形で出産が行われます。この期間が「十月十日《とつきとおか》」になるわけですが、これは前述した「ム」から「ト」までの三〇億年に及ぶ生物の進化の過程とパラレルにつながっています。むしろ、胎児は「十月十日」という凝縮された時間で、三〇億年という悠久な進化の過程をなぞりかえしているといった方がいいかもしれません。

しかし、母胎そのもののエネルギー低下により、胎児は「ト」までの進化ができず、その手前で生まれてくることになるのです。これは、進化の過程のなぞりかえしが途中で頓挫したことを意味しています。「ト」まで進化せぬまま生まれた子供は、外形的には人間の姿をしていても、精神面では未熟さをもっているのかもしれません。

よい子孫を残すために大切なことは、母親自身が日常生活において自然との調和をはかる努力をし、体内エネルギーを高めていくことです。そうすることで、母胎のエネルギーが活発になり、胎児の成長にもよい影響を及ぼし、自然出産による、健全な子供の誕生が望めることでしょう。

環境エネルギーを高め得るのは人間だけ!

自然の摂理によって生みだされてくる動植物のエネルギーが高いことは、前述してきた通りです。

一方、私たち現代人の生活を支えているのは、地球内部から掘りだされた石油、石炭、ガスなどの地下資源です。これらの地下資源は、蓄積した動植物の死骸に高い圧力がかかることによって生まれたもので、低いエネルギーしかもっていません。

人類はこれまで何千年にもわたり、自然の摂理にかなった生活を営みながら、肉体・精神両面で高いエネルギーを保持するよう自らを順応させてきました。

しかし、今日の生活はエネルギーの低い地下資源ぬきには考えられず、電気、ガス、家電製品、化繊などが私たちの周辺にあふれています。私たちはエネルギーの低いものから生まれた生活環境のなかにいるわけで、これは人間そのもののエネルギー低下をもたらし、あらゆる面で弊害が生じる結果をまねい

「ヒフミヨイムナヤコト」と人類進化のプロセス

ヒ　…神、霊、宇宙、自然 ｝唯心の世界　空間　同根

ヒ フ…風　（陰陽）
ヒ ミ…水　（海水）
ヒ ヨ…土　（大地の誕生）
ヒ イ…草　（海草）
ヒ ム…虫　（動物の誕生）
ヒ ナ…魚
ヒ ヤ…爬虫類
ヒ コ…獣
ヒ ト…人間

色即是空
空即是色
唯物の世界　万物
色、即ちエネルギー
空、即ちエネルギー

＊ムからトに至るまでの人類進化の過程には、約30億年という時間を要しています。

＊すべての進化を終えた万物の霊長であるヒトとは、この最初の「ヒ」と最後の「ト」が結びついたものです。「ヒト」の語源はここに求められるのです。

ています。とくに、生活環境のエネルギー低下が肉体や精神に及ぼす影響は大きく、社会崩壊につながりかねないおそれをも秘めているのです。

このような低下した環境エネルギーを高めることができるのは、私たち人間だけです。このことに気づき、自然の摂理を理解しようと考えるだけで、必要なものと不必要なものを判別できるようになり、生活周辺が健全な方向へと変化していきます。

フレアーによる人づくり

人間は、他人とのかかわり合いのなかで生きています。何をするにも、自分一人の力だけで行なうには限度があり、どうしても他人との協力関係が必要になります。

自分の能力を伸ばすには、他人から何かを得なければなりません。それは新しい知識とか善意といったものですが、その得たものを自分の身につけて生かすと同時に、相手に対しても相応のお返しをするのが人間関係の基本です。

自分の幸福と成功だけを望んで、他人を利用するだけに終始したのでは、結局、不信を買って孤立することになるでしょう。

人間は、誰しも幸福な生活と成功を望んでいます。自分を大事にしようと思うのは、人間の本能的な欲望です。それだけに、相手も同じように願っていることを忘れてはなりません。

思いやりの精神というものは、相手の気持ちを理解することから生まれます。自分が大切だと思うものは、相手にとっても同じなのですから、そこには分かち合いの心というものが必要となるのです。狭小な自我の意識を捨てて、まず相手に与える寛容さをもつことが大切です。

そうした人間相互の思いやりと分かち合いの精神が、お互いの友情や信頼関係を深めることになって、大きな和になります。

フレアーの基本思想は、人間関係の温かい交流と、友情や信頼の和を広げていくことにあります。フレアーという名称は英語のflare（太陽の赤々と輝く紅炎）に由来しています。健康増幅器「フレアー」を通して、互いに触れあうことにより、身体と心（精神）のエネルギーを増幅させることを目的にしています。

つまり、人間を含むすべての自然との調和をはかり、空間のエネルギーを効率よく体内に吸収することで、心身の機能を高める介添え役が「フレアー」という器具なのです。

「フレアー」は単なる健康器具ではありません。ふつう一般の健康器具なら、

自他のエネルギー関係と悟りへの道

私という一個の人間が、他者と向き合い、関係をもつ時、そこには常にエネルギー・バランスの原理が働いています。「フレアー」はエネルギーの低下した人間や事物に高いエネルギーを賦与する道具ですが、これを用いて他者にフレアーすると、その人だけではなく自分自身も心身ともに爽快になってきます。この現象は、フレアー理論の特徴を顕著に表しています。まず、動き、振動、活動といったエネルギーは「フレアー」によって空間エネルギーと同化増幅され、相手に高いエネルギーを賦与していきます。これはポテンシャル・エネルギーが向上した状態であって、別の言葉でいえば「自然治癒力が高まった」ということになるでしょう。心身の健康は、「フレアー」自体からではなく、「フレアー」により収斂された、目に見えないエネルギーからもたらされているのです。

ではなぜフレアーする人も爽快になっていくのでしょうか。私が他者をフレアーする時、私には相手に対する潜在的な「元気にしてあげたい」

という意識が働いています。ここでいう意識はエネルギーそのものを指しています。「フレアー」を動かすことによって、その意識は増幅され、他者を元気にしていきます。意識＝エネルギーが肉体に影響を与えているのです。宇宙に遍満するエネルギーは、同化しバランスを保つことに特徴があります。これは私と他者とのエネルギー関係においても同様です。他者のエネルギーが高まって健康になっていくと、エネルギー・バランスをとるために私も爽快になっていくのは当然のことなのです。人間の心身は疾病や遺伝的悪因子といった衣を何枚もまとっています。フレアーすることでそれらを一枚一枚はぎとり、他者に喜びを与えることは、そのまま自分自身の喜びの創出でもあるのです。この「徳を積む」過程を経て、他者の喜びを感じ、感謝されるようになって、私たちは悟りへの第一歩を踏み出すことができるのです。

病気を治すとか、健康を維持させるといった唯物的な機能を果たすことにのみ終始します。しかし、「フレアー」は人間の精神に作用する働きをもっていますから、唯心的な機能をも有しているのです。

フレアーの特長は、人間がもっている自然治癒力を促進させ、自然のエネルギーとの同化をはかり、さらに精神面から人間性を向上させるところにあります。

開発に着手した当初、「フレアー」は健康器具であることを目標にしていました。しかし、それだけでは、人間の健康は維持できても心の豊かさを育むことはできず、真の人間らしい健全さを育成できないことに気づかされました。

そのため、さらに研究と開発をつづけ、器具そのものを改善するとともに、基本的な思想も深化させて、現在の姿にいたっています。すなわち、現時点でのフレアーは、自然と人間を結ぶ、媒介のための役目を課せられたものとなっ

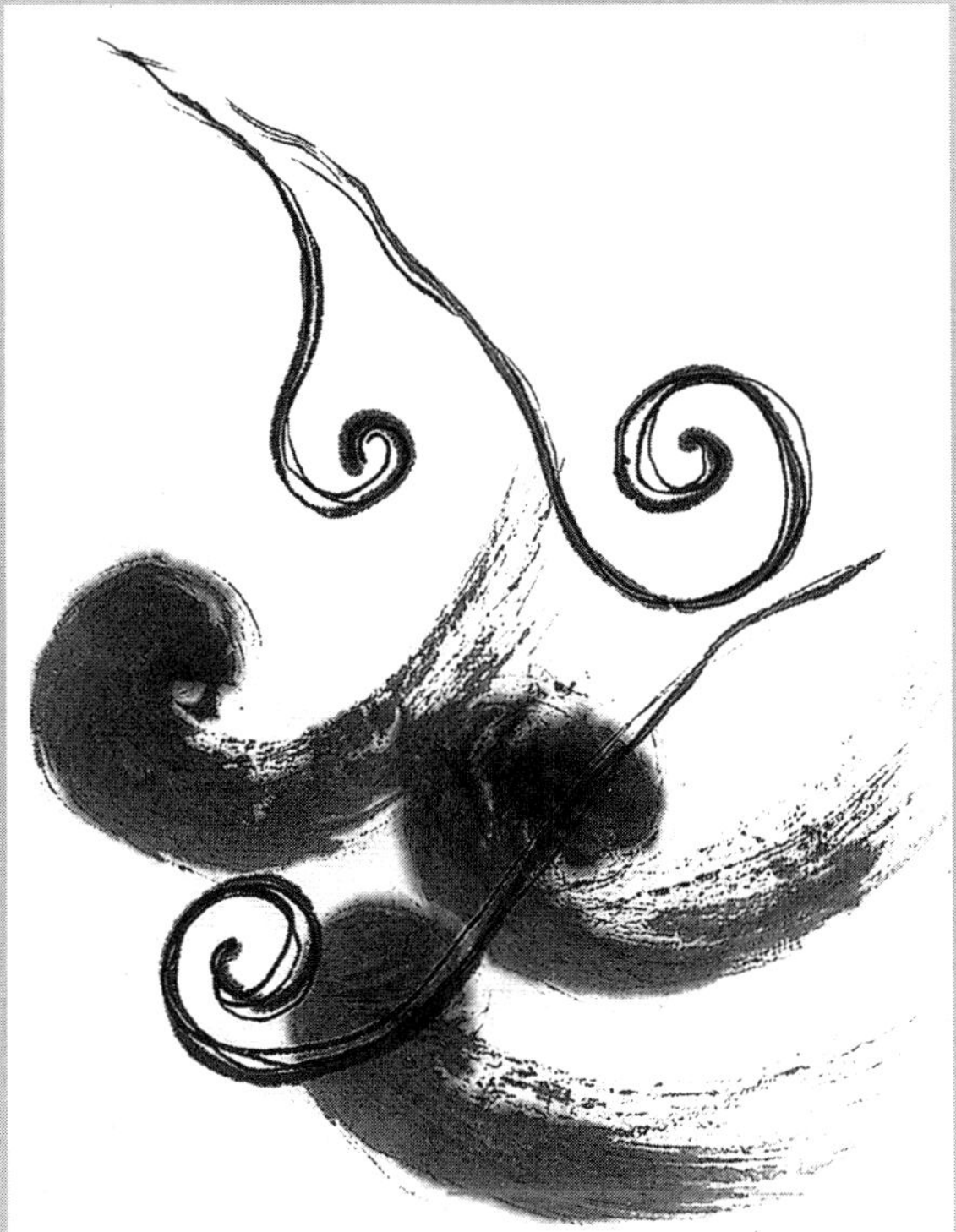

挿画：山本光輝

ているのです。

多くの人々と出会い、その協力を得ることによって、「フレアー」の構造原理は革新され、基本思想も深化してきました。「縁」というものの不思議さを考えさせられるとともに、人間の心のありようの大切さを思わざるを得ません。

今後も、「フレアー」を通して、人々に思いやりの心を広め、真に健康で和やかな人づくりを目指していきたいと思います。

あとがき

膨大な歳月を経てつくりあげられてきた緑の惑星、地球が人間の手によって侵《おか》され、日ごとに汚染されつつある現状は、まことに憂うべきことです。自然の偉大さ、その精妙なメカニズムの素晴らしさに気づかず、ただひたすら自分本位にふるまって恥じない人間たちは、やがて手痛いしっぺ返しを受けることになるでしょう。

宇宙空間に存在する無数の星たちは、互いに調和し合っています。すなわち、生きるためのエネルギーを得るために、星たちは自転・公転を行ない、そこには同化と平均化の原則があり、エネルギーの弱った星は宇宙空間から脱落し、ついには流れ星となってしまいます。

私たちの地球も、太陽を中心に一定の周期をもって公転しているのですが、地球そのものにひずみができると、調和がとれない事態が生じてきます。人間の手による自然破壊や環境汚染がひどくなると、地球は病み、ついには宇宙空間の調和から逸脱する可能性さえでてまいります。

現在、森林破壊は世界各地で進行しています。無秩序な乱伐により、毎年、日本のほぼ半分に当たる面積の森林が砂漠化しています。森林の消失によって、山のもっていた保水能力が失われ洪水が起きていますし、土壌も悪化し、大気にも大きな影響が及んできています。

さらに、樹木の乱伐によって、森林に棲む動物たちのなかには、絶滅の危機に瀕してしまっている種《しゅ》もあるのです。今、地球上には約五〇〇万種ほどの動物がいるとされていますが、このまま森林破壊が進むと、今世紀中にはその半数近い二〇〇万種が絶滅するといわれています。そして、忘れてならないことは、万物の霊長と思い上がり、森林破壊を進める人間自身が、そうした種のなかの一つにすぎないということです。

こうした人間の手による自然破壊は、地球そのものを傷つけ、エネルギー活動を弱めさせています。最近の天候異変なども、急速すぎる科学技術の発展がもたらしたものです。石油資源など化学燃料の使用量が増すことで地球温暖化が進んでおり、これを防止することは人類にとって喫緊の課題となっています。また、温室効果ガスが大気のバランスをくずしてしまい、南北両極の氷を溶かし、潮位が上がり、大洋中の島々を水没させています。

地球温暖化が人類にどのような結果をもたらすかについては、さまざまに議論されていますが、いまだ定説はありません。一説では、今世紀末までに気温は二度ほど上がり、海面は五〇センチ程度上昇するとされています。環境庁の委員会が、温暖化の日本への影響についてまとめております。それによりますと、海面が五〇～六五センチ上昇すると、日本の砂浜の八割が消失し、生態系、産業、経済、人間の健康など、あらゆる分野で多大の損害がでると予測されているのです。

汚染物質による大気汚染も進んでいます。オゾン層も破壊されつづけており、癌の発病率なども一層高くなることでしょう。さらに、農作物や生物への酸素供給量も激減し、ついには地球全体が砂漠化してしまう危険性も高まっています。

このままでは、今世紀の半ばを待たぬうちに、全地球規模の大災害が発生する危険すらあるのです。こういった現象は、地球上の生物にとっては確かに大災害でしょう。しかし、宇宙規模で見ますと、いささか様相が異なってきます。人類は自然の摂理にそむき、乱開発を行い、有害物質を垂れ流してきました。これは、地球全体のエネルギーの低下を意味しています。地球のエネルギーそのものが低下すると、宇宙空間での調和が保てなくなり、調和回復のエネルギーを得るために、地球は自らの動きを大きくしなければならなくなってしまいます。宇宙全体のバランスの崩壊――これこそが最も悲惨な「大天災」と考えられるのです。

本書でも繰り返し述べましたが、自然空間のエネルギーの低下は、人類にとってまことに大きな問題です。科学技術の便利さにのみ依存し、自然環境のもつ無限の恵みを無視し、すべてを唯物的な観点からとらえ、心の豊かさ、精神の充実をないがしろにした人々が増えてきています。

この崩壊しつつある宇宙、自然、人心を回復できるのも私たち人間だけです。

読者の皆さんが、自然を真に理解し、それと同化し調和することの大切さをご理解いただければ、本書を草した目的の大半は叶えられます。ぜひ自然のエネルギーを体内に取り入れることで、精神の深まりを感じ、人間性の向上を果たしてください。そして、そうしたエネルギーの調和と吸収をはかるための道具として、フレアーを有効に活用していただければ、筆者としてもこれにまさる喜びはありません。

自然（神）は常に私たちを生かそう生かそうとしています
そこに気づくことが
健康と幸福への秘訣です。（合掌）

平成十三年一月吉日

大津山　八郎

●フレアー研修所

新宿研修所

〒160-0023 東京都新宿区西新宿4-9-8

TEL 03-3375-3102

FAX 03-3375-7789

衣笠研修所

〒238-0031 神奈川県横須賀市衣笠栄町1-70 和光堂ビル4F

TEL 0468-53-5134

FAX 0468-53-5077

●ホームページアドレス　http://www.edit.ne.jp/~flare

●E-mail　flare@edit.ne.jp

●フレアーに関する総合窓口

株式会社フレアー 本社

〒238-0031 神奈川県横須賀市衣笠栄町1-70 和光堂ビル4F

TEL 0468-53-5134

FAX 0468-53-5077

〔著者略歴〕
大津山　八郎（おおつやま　はちろう）
昭和19年熊本で生れる。大阪工業大学を卒業後、電気関係の仕事に就き、8年間ほどサラリーマン生活を送る。この頃、水俣病に代表される公害病に触発され、自然環境や食べ物に疑問を感じるようになり退職。自然食の店を開業し、正しい食事（食養学）の研究と実践につとめ、食品添加物追放運動、無農薬栽培推進運動を行う。ところが、病人との関わりが多くなり、食べ物と病気の関係を追及して行くうちに、正しい食事だけでは「生老病死の悩み」は解決できず、科学、栄養学、東洋医学などの総合的な研究と実践が必要であることを痛感。このことからヒトの健康に自然界のいとなみが深く関わっていることに気づき、正しい食生活運動を前提としたフレアー健康法を開発し、その理論を世に問うてからすでに20余年の歳月を閲している。

意識の錬金術

――21世紀の意識革命・フレアー理論――

2001年4月20日　初版発行

著　者　大津山八郎
表紙画　杉山　有
挿　画　山本光輝

装　幀　谷元将泰
発行者　和田平作
発行所　今日の話題社
東京都品川区上大崎2-13-35ニューフジビル2F
TEL 03-3442-9205　FAX 03-3444-9439
組　版　麻布リベラル
印　刷　互恵印刷株式会社＋(株)トミナガ
製　本　難波製本
用　紙　神田洋紙店

ISBN4-87565-511-8　C0010